病と向き合いながら生きる

がんになった看護部長

佐野 敬子
（認定看護管理者）

看護の科学新社

はじめに

私は、これまで十数年、いくつかの中規模病院の看護部長として、地域における医療連携や患者の入退院支援にかかわってきました。それが二〇二〇年六月、自らががん告知を受け支援を受ける側になったことで、これまで見えてこなかったさまざまなことに気づかされました。

今後ますます求められるであろう地域医療連携や入退院支援に、少しでも役立ててもらえたらと、「看護部長が患者になって見えたこと」「病とともに生きること」、そして「病と向き合いながら働くこと」について、ある種の悔恨を込めつつ、改めて気づいたことなど自分の経験をもとにまとめてみることにしました。

もちろん、私の経験したことがつねに一般化できるとは限りません。それどころか、がんサバイバーと言われるさまざまな人とかかわり、つながるようになって以来、これほど多様な見方をする人たちがいるのかと驚くばかりで、今現在でもどう受け取ったらよいのかと戸惑うこともあります。ですからここに紹介するのは、あくまでも私が実際に体験したこと、そして、私が見聞したこと、また相談を受けたときには意見の対立をみたサバイバーの方々の見方・感じ方であることをお断りしたいと思います。

まとめるにあたって、看護専門職として日々使っている専門用語をできるだけ使わず、日常生活の言葉でどれだけ伝えられるかということを意識しました。なぜならば、それこそが「看護部長が患者になって見えたこと」の視点に立つことになると思うからです。また、患者に対する連携と支援について、「こうだったらもっとよかったのに」という思い、「こんな支援を受けられて救われた」ことなどを紹介し、そのうえでのいくつかの提案も書きたいと思います。

今回、私の尊敬する勝原裕美子先生にコメントをお願いし、巻末に掲載させていただくことができました。先生は、私が現場の看護管理者として最も悩んでいた時期に、看護倫理について先駆的な研究をされており、それがどれほど救いになったかわかりません。また私が日本看護倫理学会で管理者の意思決定について研究発表したときにはアドバイスをくださいました。

勝原先生は、不思議なことに私が悩んでいることを先取りするかのようにさまざまな活動をされておられるのです。看護部長の次のキャリアに悩んでいた同じ時期に、次世代看護管理者を育てる事業「看護部長一〇〇人プロジェクト」を設立し、さらに「ヘルスケアワーカーキャリア学会」を立ち上げ、キャリアを考えるヒントをたくさんもらいました。また、日本看護管理学会の倫理委員にご縁をつないでいただくなど、今に至るまでお世話になっています。

この本は勝原先生をはじめ、多くの方々の支えがあってできました。心より感謝申し上げます。

目次

序章

私の治療歴——告知から今日まで

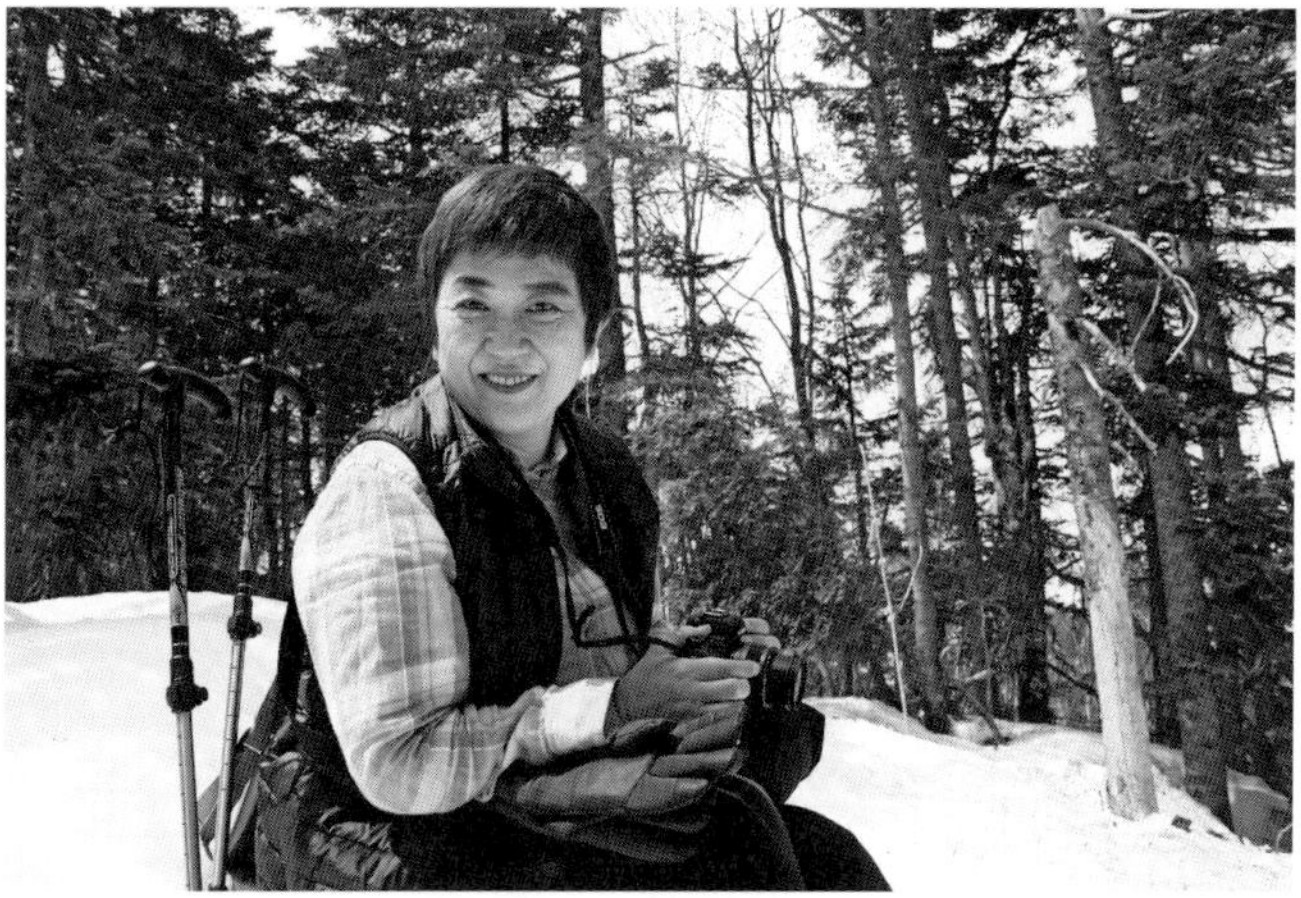

がん告知を受けて登山に挑戦。雪の西穂高岳への道で、なにものにも染まらず、すべての音を消しさる雪の清冽さに、抗がん剤の副作用に立ち向かう力をもらう

コロナ禍でのがん告知

看護部長だった私ががんを告知されたのは、コロナ禍第一波で多忙を極めている最中の二〇二〇年五月でした。政府がコロナ緊急事態宣言を出したのは、その一か月前の四月七日、それを受けて夫の勤める教育機関が六月まで遠隔授業になったため、夫に付き添われて最初の内科を受診したのが五月一一日でした。その四日後の五月一五日再度内科受診し、検査の結果をふまえてがんセンター受診を勧められました。

五月二一日に兵庫県立がんセンターを受診しました。初診でがんの可能性が高いからと、すぐにＭＲＩ予約をしてもらい、翌日二二日ＭＲＩを緊急撮影したところ、「卵巣がんの疑い」で入院予定となりました。約一か月後に手術の予定でしたが、体調を崩し、六月一日に緊急入院となり、六月五日卵巣と子宮を摘出しました。

入院は一〇日間、六月一五日に退院しました。入院期間中は夫の勤務先はまだ遠隔授業だったのでずっと付き添ってくれることが可能だったのですが、コロナ禍で面会は許されませんでした。洗濯物などの受け渡しは、看護師を介してナースステーション前で行う日々でした。

夫のがん告知と私の再発

退院後、予防的に抗がん剤を投与することとなり、七月九日第一期抗がん剤治療を開始、一一月二五日まで続けました。この間は治療と仕事の両立を図っていました。二〇二一年、夫ががんの告知を受けました。晴天の霹靂とはこのようなことを言うのでしょうか。夫婦でがんになり、仕事一辺倒ではなく夫婦の暮らしを大切にしたいと強く思うようになり、退職し、保健所に応援勤務しました（一年間）。

私の抗がん剤治療から半年たった二〇二一年七月二六日、まさかの再発を告げられました。初回と同じ兵庫県立がんセンターで七月二八日再手術を受け、八月八日に退院しました。退院後は、九月一日から翌年二〇二二年三月二日まで第二期抗がん剤治療を受けました。

その後の七か月間は、何事もなかったのですが、一〇月二八日にCTにて多発肺転移が認められ、再再発の診断のため一一月一六日から翌年二〇二三年五月二四日まで第三期抗がん剤治療となりました。

しかし副作用が強く単剤投与に変更し（CBDCAに変更）、治療を継続したものの、腫瘍は増大傾向であり、七月一二日から抗がん剤を（ゲムシタビンに）変えて第四期抗がん剤治療を開始しました。

現在、投薬をすべて終了し、在宅緩和ケアへ移行しています。自らの体験をとおして在宅についてのさまざまな知見を蓄積しながら、緩和ケアについて日々思索し、家族と共に学ぶ日々を送っています。

4月1日	兵庫県看護協会入職
8月27日	兵庫県立がんセンター緩和ケア研修会で講演「わたしにとっての安心はどこからくるのか」
10月8日	千里金蘭大学で講演「ACPの実践を支えるもの」
10月15日	北播磨総合医療センター緩和ケア研修会で講演「わたしにとっての安心はどこからくるのか ver.2」
10月28日	CTにて多発肺転移、リンパ節転移
11月2日	兵庫県立がんセンターで再再発診断の説明を受ける
11月16日	第3期抗がん剤治療開始。PLDC＋BEV4サイクル、単剤2サイクル
2023年3月29日	新規病変なし、肺病変著変なし 口腔内炎症、倦怠感、嘔気の症状強く、仕事に支障がでるため抗がん剤治療を休薬希望→相談の上、単剤投与
4月20日	CVポート留置
4月26日	CBDCA単剤投与
5月24日	第3期抗がん剤治療終了
7月12日	第4期抗がん剤治療開始。ゲムシタビン
9月4日	ゲムシタビン最終投与 現在休薬中
11月6日	在宅緩和ケアに移行
12月6日	兵庫県立がんセンター緩和ケア病棟に入院
2024年1月7日	兵庫県立がんセンターの病床で還暦を迎える
2月25日	永眠　享年60歳

表　がん告知から今日までの時系列

2020年5月11日	最初の内科受診（いわもと内科クリニック）
5月15日	内科でがん専門病院の受診を勧められる
5月21日	兵庫県立がんセンター受診
5月22日	兵庫県立がんセンターにてMRI撮影。卵巣がんの疑い。約1か月後に手術予定で待機
6月1日	兵庫県立がんセンターに緊急入院
6月5日	1回目の手術：腹式子宮全的術、両側卵管卵巣摘出術、両側付属器切除術
6月15日	兵庫県立がんセンター退院（夫の職場ではこの日まで遠隔授業）
7月9日	第1期抗がん剤治療開始。TC療法6サイクル
11月25日	第1期抗がん剤治療終了
2021年2月24日	夫の膀胱がん告知
3月10日	夫の初回がん手術
3月31日	病院（看護部長）退職
5月7日	地元保健所でコロナ対応応援開始
6月27日	NHK愛知発フォーラム「がんと向き合うとき」に出演
7月26日	傍大動脈リンパ節再発
28日	再発のため入院。腫大傍大動脈リンパ節切除術
8月8日	退院
9月1日	第2期抗がん剤治療開始。PLDC療法6サイクル
9月29日	MID-FM 76.1キラキラチアナイトに出演
2022年1月21日	夫の膀胱がん再発・入院手術

第1部

がんが私に教えてくれたこと

第1章

がんであることがわかって

最初の診断

二〇二〇年五月、コロナ禍で、看護部長室に持ち込まれる数々の問題はより複雑化し深刻さを増していました。私は泊まり込みで働く日も増えるなかで疲労感が強く、階段の上り下りの途中で頻脈と息切れによって倒れ込みそうになったこともありました。

心配した上司に受診を勧められ、その日は仕事を早めに切り上げて、自分が勤務する病院（自院）ではなく、通勤途中にある内科クリニックを受診しました。過労からくる症状だと思っての受診でした。

こんなときに、看護職が自院を避けて受診する心理は、役職などの立場によって違うかもしれません。病気だから働けないという烙印を押されることを嫌うのは、職種にかかわらず誰も同じでしょうが、看護職の場合、患者の看護をする立場から、患者として看護される立場に変わることに申し訳なさや違和感が生じることもあります。

私の場合はそうでした。

内科クリニックの医師はさほど深刻な顔をせずに、しかし明確に「これは悪いものである可能性がありますね。がんの専門病院を紹介しますから、すぐにでも受診してみてはいかがですか？　そのときにはご家族もご一緒に」と言われました。それが何を意味するのか、仕事柄すぐにわかりました。それでもそんな深刻な状況であってほしくはない、私の症状はストレスと疲れによるものでがんではない、そう思いたかったのでしょう。医師が紹介状を書いている間中、私は、ありとあらゆるがん以外の可能性について、不安を抱えながらも語り続けました。医師は私が訴える仕事の現状やストレス、体調不良の原因だと思おうとした事柄について、うなずきながら話を聞いてくれました。

不安と混乱の渦中で

まさか自分ががんの疑いを告げられるなんて……。医師の話を聞きながら最初に頭をよぎったのは、「仕事はどうしよう」でした。看護部長として仕事が頭から離れることがなく、寝ていても仕事の夢にうなされて目覚める日々がもう十数年も続いていました。

次に思ったのが「生活はどうしよう」でした。仕事がなければ生活も成り立たない。看護学校を卒業して以来働き詰めで、それで生活を安定させてきたという意識は自然に仕事と生活を結びつけていました。

二人に一人が何らかのがんになる現代では、がんに対する医療のあり方も大きく進展しています。それでも、がん告知がその重苦しさから完全に解放されたわけではないことを改めて実感しました。告知される側はとても不安です。私の場合には、その不安はできるだけ多くの情報を得たいという焦燥感に結びつきました。

もっとも、診断を聞いてすぐにこのような焦燥感がでてきたわけではありません。「がん専門病院を紹介しましょう」と言われたあたりから、耳は医師の声をとらえ、口はがんを否定したいとの思いから言葉を次々に紡いでいながらも、頭のどこかで別のことを考えていたように思います。後になってそれが焦燥感によるものだったと気づきました。そのためか、そのときに自分が何を言われていたかを思い出そうとしてもすべては思い出しきれないのでした。

正常性バイアス――「私はがんにならない」

クリニックを受診したときは夫が職場まで車で迎えに来てくれており、職場から通勤経路にある内科クリニックに直行しました。息切れしていたので循環器の疾患ではないかと思って、そのクリニックがよさそうだと探し当てたのです。医師は思ったとおりのていねいで優しい人でした。看護師もよく気がつく方で、診察の合間に医師に対して「念のため別の検査もしてみては」と進言してくれたのです。その場で看護師がそう言ってくれてなかったら、「がんは見つかっていなかったかもしれない」と、後に医師が夫に語ったそうです。

私が診察室に入っている間、夫は待合室で待っていてくれていました。私は、まさかがんだとは思っておらず、夫にはそこで待っていてほしいと伝えて診察に入ったのです。診察後、医師が「あるいは、もしかして考えなければならない可能性のひとつが……」と話し始めたとき、私は初めて深刻な状況だと気づきました。口ぶりからすぐに告知を受けると予想できました。そのときに「あ、がん告知を私はひとりで聞かなくてはならないのか。待合室に夫がいるのに」と真っ先に思いました。しかし言い出せなかったのでした。

受診前はそんな深刻なことを伝えられるとは思っていませんでしたので、夫には待合室か駐車場で待っていてほしいと言い、また医師にも家族が来ていることを伝えていませんでした。いきなりの「悪いもの」宣告で、夫が病院まで来ていますと伝える余裕もなく、むしろそんな「はず」はない、と思ったというのが正直なところでした。

医師としては、過労だと思って仕事帰りに受診した看護師が、まさか家族と一緒に来ているはずはないと思って、「がん専門病院へは家族と一緒に」と言ってくださったのでしょう。後になって考えれば、このような重大なことを告げられるのであれば、「夫と一緒に説明をお聞きしてもかまいませんか?」と尋ねるべきでした。

また、何の根拠もなく「私はがんにならない」と思い込んでしまっていたので、最初の受診先の選択にも影響しました。幸いにも内科クリニックの医師は直ちにがん専門病院につないでくださったわけですが、もしもがんの可能性を考えていたなら、通勤経路でアクセスしやすいという理由だけではなく、その後も継続して診察を受けられて、連携先のがん専門病院を退院した後も引き続き情報共有してケアをしてくれる自宅近くの病院を選んでいたかもしれません。

誰もが「こうであってほしい」という願望にかられて、見たいものだけを見ているのかもしれません。それがわかっていても、「自分だけはそんな見方はしない」と思ってしまいがちです。これは「正常性バイアス（normalcy bias）」と呼ばれるものです（⬇コラム）。ヒヤリハット研修や災害心理学でよく耳にする言葉ですが、コロナに「自分だけはかからない」と思っている人が多い昨今の風潮に、医療現場がいかに苦しめられているか、そのことを実感している医療関係者は多いでしょう。

あわただしい入院

内科クリニックで告知され、紹介されたがん専門病院を受診するまでに五日間ありました。その一〇日後に確定診断がなされ、手術日が決まりました。

確定診断を待つ間、私は病院の仕事を休むことができず看護部長室で仕事を続けていました。仕事の合間に、「まさか私が」「こんなはずはない」という否認したい気持ちと、

コラム

正常性バイアス（normalcy bias）とは

社会心理学、災害心理学などで使われる心理学用語で、自分にとって都合の悪い情報を無視したり過小評価したりするという認知の特性のこと。

私たちが医療現場や介護現場でさまざまな支援を行うなかでも「正常性バイアス」が生じている可能性があります。

「もしもそうだったらどうしよう」という不安と焦り、そして「なぜこんなことになったのだろう」というやり場のない怒りが交錯し、やがて仕事が手につかないようになりました。職場の上司や先輩から「とにかく体調優先で」と温かい言葉をかけていただいて救われましたが、しかし、その間もコロナ禍であったこともあり、看護部長としての激務に追われる毎日で休めるような状況ではありませんでした。

職場にがんの可能性を告げられたと報告するときには、「迷惑をかけてしまう」「正直に報告すれば仕事を失ってしまうかもしれない」などの思いが錯綜し、不安感が増幅します。ましてやコロナ禍で、日々難しい意思決定を迫られる現場で指揮を執らなければならない看護部長だった私にとっては、きわめて過酷な状況にあったと今さらながら思います。それでも、夫がコロナ禍で在宅勤務になり、朝夕の送り迎えと入退院のサポートをしてくれたことは思わぬ助けになりました。

そうした家族のサポート以外に、医療機関からのサポートを痛切に求めている自分に気づきました（⬇コラム）。とはいっても、すべてを医療機関でサポートしてほしいという意味ではありません。気がかりなことについて、どこにアクセスすればよいか「患者に選択肢を提示してほしい」と思ったのです。私が闘病にあたってまず気がかりだったのは仕事のことでしたが、人によっては子どものことや介護など、さまざまな気がかりがあると思います。そんなとき、誰にもサポートが必要だと思います。

告知を受けた後、そのますぐに手術して悪い部分を取り、それで万々歳というわけにはいかないのががん治療です。告知で心身ともに弱っているところに、その後さらに検査を重ねて手術の日程が決まり、不安な思いを抱えながら手術の日を迎えるというのが、一般的ながん患者がたどる治療の過程でしょう。加えて術前や術後には、抗がん剤治療が行われることもよくあります。

告知を受けた患者がそのまま入院できるのなら、そこのスタッフから支援の手が入ることもあるでしょうが、多くの人はいったん家に帰り、手術日までは決められた検査に病院に行くのみで、医療者との接点が何もないのです。その間に募る不安は、患者経験のある人でなければ想像が難しいと思います。私がまさにそうでした。

コラム

がん告知のとき誰かにサポートしてほしかった

私がサポートの必要性を最初に実感したのは、がん告知の場でした。

それまで思いもしなかった重大な告知を受けるわけですから、心の準備もできていません。一瞬時が止まったかのような衝撃と、それに続いて押し寄せるさまざまな思い。それらを医師の前で、たったひとりで受け止めなくてはならない心の負担は、経験した人でなくてはわからないかもしれません。私は自分が経験するまでわかりませんでした。看護師として、そうした告知の場面を何度も見てきたはずなのに。

一通り説明を聞いて、がん専門病院に入院手続きをしました。入院支援センターでは、看護師から「ご病気についてどのように受け止めていますか？」と聞かれ、「大丈夫です」と答えるしかすべがなく、1秒でも早くこの場を立ち去りたい、という気持ちでいっぱいでした。手続きをすませて、駐車場の車内に戻り、ようやくひとりになれたときに、涙があふれ、わーっと声を上げて泣きました。

がんの告知から手術までの間の心細さは、不安が重なるにつれ世界がすべて色を失って単色に見えるほどで、自分でも気づかないうちに心理的ダメージが蓄積していきました。医療者の立場から患者の立場に変わるというだけで、これほどに世界が違って見えるのだということに大きな驚きを感じるとともに、これまで自分がしてきた看護の仕事が、患者にとってどれほど心強いものなのかということを改めて認識することになりました。

弁護士的サポートの必要性を痛感

告知というのは、「あなたは○○がんです」で終わりではありません。その後に、さまざまな治療法のそれぞれのメリット、デメリットを医師が説明します。がん告知の瞬間、時が止まったかのような状況で、それらを理解し受け止め判断を下すには、ひとりではあまりに負担が重すぎます。

告知の場に家族がいてくれたら、また入院支援センターでの手続きの際に誰か頼りになる人がいてくれたらどれほど心強いでしょう。しかし、すべての人に身近で寄り添う家族がいるとは限りませんし、ましてや入院手続きなどに精通している知り合いや、アドバイスをその場でしてくれるような友人がいるという例はまれでしょう。家族や友人がいたとしても、医療やがんについて十分な知識や経験があることはまず期待できません。

告知のときこそ、患者側に立つ専門職が必要だと思いました。告知を受ける場に同席し、医師の側ではなく、医療人でありつつ患者側に寄り添う存在が求められるのではないでしょうか。

こういうたとえはあまり的を射ていないかもしれませんが、欲しいのは弁護士のような働きをする人だと思いました（⬇コラム）。

コラム

裁判における弁護士の役割を医療の場にも

裁判では、判決を下す裁判長に対して、被告席に座る人には弁護士というサポーターがついています。この有能なサポーターは、裁判長の難解な法的根拠をよく理解して、異議があれば上告することも視野に入れて、朗読される判決文の内容を精査しつつ記憶してくれています。判決を受ける被告としては、被告席に座っているそのこと自体で気持ちの整理がつかず、平常心ではいられないでしょう。弁護士は判決の内容を正確に伝えてくれます。弁護士がいて、初めて後で何を言われたのか、そこにはどんな意味があるのか、振り返ることができます。

弁護士は裁判長と同じ法曹の人間でありながら、判決を下す裁判長の側ではなく、判決を受ける人に寄り添う存在としてサポートしてくれるのです。こうした弁護人がいることで、被告は孤独であることを免れるのです。

医師の前の患者も同じです。診察室で孤独であることが、どれほど苦痛を増加させるか。どれほど生きようとする力を減衰させるか。医療機関は、それを想像するところから告知の場における支援のあり方を再構築していけば、やがては弁護士的なサポートのあり方が見えてくるのではないかと夢想しているところです。

それがどんな職種の、どんなサポートになるのか、私のイメージのなかでは固まっていませんでしたが、後に緩和ケアチームのサポートを受けられるようになって、「私が求めていたものはこれだ」と思った瞬間がありました。

面会もままならず――コロナ禍での入院

確定診断を受けた後、前から予定していた大学での講義を全力でやり遂げたのですが、帰宅したとたん、とうとう玄関で倒れ込んでしまいました。足がなえて息が上がり、座り込んだまま立ち上がることが難しくなっていたのです。這って自室の布団に倒れ込むなり、ひとりきりの部屋で大声で泣きました。

入院後、病室の窓の外に、つい先日講義をした大学の学舎が見えました。病院の窓から大学院棟を見下ろす自分が、遠い所に来てしまったような、本当の自分ではない気がして、何も考えられず、ぼんやりとしていたような、そんな曖昧な記憶がありま す。術後、主治医から「ごめんね、早く手術してあげたらよかったね」と声をかけられたのですが、その一言で現実に引き戻され、いろいろな感情が一気に吹き出しそうになりました。そのとき、主治医が手を握って落ち着かせてくださり、心から安心したのを覚えています。

私が入院していた間は、ずっとコロナ禍が続いていていました。面会は最小限でした。手術が終わった後のICUで家族が待っていてくれたことと、歩けるようになってからのナースステーション前での荷物の受け渡しの一瞬だけでした。しかも、直接触れ合うことは禁止され、二メートル先の家族に渡す荷物は、看護師が中継することになっていました。孤独な入院中、家族が来ても手の温かみを感じることすらできないのは本当につらかったのを覚えています。

昼間は家族も仕事をしているので連絡できません。大部屋では夜も自由に電話できる環境ではありません。耐え切れずとうとう個室に移りました。同室の患者がいないので、遠慮せずに家族や友人たちと電話で話せるからです。それでも孤独感は拭えませんでした。昼間には看護師を引き留めて話を聞いてもらったりもしました。今考えると、看護師の忙しさは私自身が誰よりも知っていたはずなのに。やむにやまれぬ気持ちで看護師を引き留めてしまいました。本当にごめんなさい。

それほど誰かとつながりたい、相談したい、そういう思いが募っていきました。その思いが退院と同時に多くのつながりをつくるきっかけでした。

第2章

つながりを求めた日々

「ラベンダーリング」との出合い

私が大きく励まされたサバイバーのひとりが御園生泰明さんという方でした。大手広告代理店電通の最前線で仕事をしているなかでがん告知を受け、上司に励まされてLAVENDER RING（ラベンダーリング）[(1)] というプロジェクトを立ち上げた方です。

御園生さんとは私の入院中からＳＮＳ上でつながっていたので、幾度となく話を聞いてもらい、そのたびに新しい視点と安心をもらいました（⬇コラム）。

「がんを知ると、この国に笑顔が増える。」と掲げたラベンダーリングは、「がんになっても笑顔で暮らせる社会の実現」を目指してさまざまな取り組みをしています。そのひとつがサポーター企業の資生堂とタイアップして制作したネットＣＦです。ここに登山姿の私も出演させていただきました。また、同社のプロのメイクアップアーティストの指導のもと、がんで以前とは違ってしまった顔や手をメイクし、それを写真にして皆に見てもらう取り組みにも参加させてもらいました。こうした外見の変化に対するケア（アピアランスケア）は各地のがんセンターなどでも取り組んでいますが、ラベンダーリングの画期的なところはメイクアップした自分の笑顔の写真にメッセージを添え、それを一冊の本あるいはネットで公開して皆に見てもらう点です。

アピアランスの変化はがんサバイバーにとって重要な問題で、看護の現場ではつい「変化を受け入れること」をサバイバーに求めたりします。しかし、「アピアランスの

コラム

「ラベンダーリング」でもらった笑顔

「ラベンダーリング」を立ち上げた御園生泰明さんと（享年43歳）と御園生さんの上司だった月村寛之さんと出会ったことによって、私のがんと生きる生活は大きく変わりました。がんサバイバーが社会で生き生きと暮らすことが、実は「この国」の文化を変えうる力をもっていると気づかせてくれたのです。「わたし」が笑顔でいられるために、あらゆる知恵を尽くして、「いのち」の力を増していこうとする、それは看護の文化にも共通しています。

私は「ラベンダーリング」に、人間的で温かな文化の可能性を見つけられたことが何よりもうれしかったのです。ありがとう、御園生さん、月村さん。

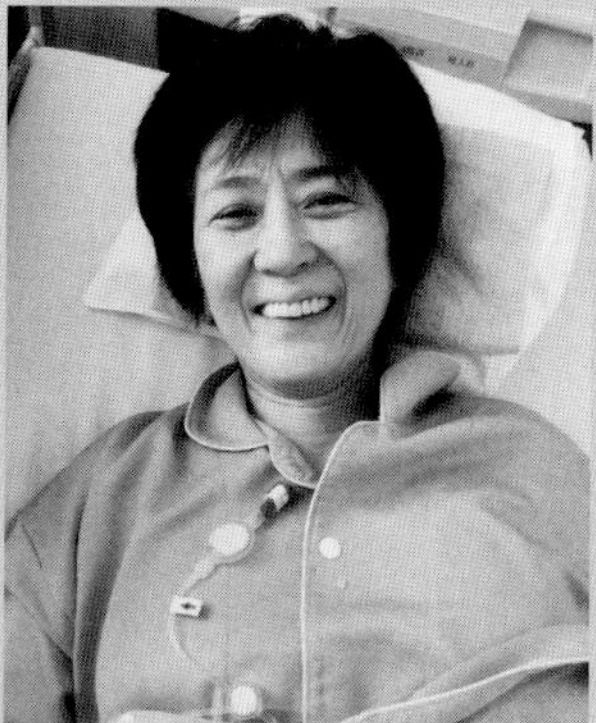

首元のポートに挿管されたチューブに流れるのは、薬液でも栄養点滴でもなく、昼夜をわかたず届く、たくさんの友人からのエールだと想像したら、嬉しくなった

変化」を「新たな魅力発見の機会」に転換するサポートと、それを積極的に公開し自分らしさを堂々と表現する場を提供するラベンダーリングの取り組みこそ、アピアランスケアの本義ではないかと思うのです。

復職のきっかけとなった「日本がんサバイバーシップネットワーク」

復職について最も大きな支援を得たのが、二〇二〇年一〇月にマギーズ東京四周年記念オンライン感謝祭として開催されたイベントでした。「マギーズ東京と考える『がんと仕事』フォーラム」がイベントのタイトルでした。そこで、「がん治療と仕事―私の場合」に登場されたサッポロビール株式会社人事部プランニング・ディレクターの村本高史さんと、それを受けて復職の現状を解説してくださった高橋都医師の話が、私の復職に向けた姿勢に大きな影響を与えました。

おふたりは、「NPO法人日本がんサバイバーシップネットワーク」[2]（以下、「がんサバネット」）という組織を立ち上げ、「がんの影響を受けるすべての人々が、社会参加を妨げられず、安心感と充実感をもって日々を楽しめる社会」を目指して活動をされていました。すぐ私も会員にしてもらいました。

がんサバネットでは会員同士の交流だけでなく、社会参加のために必要な情報を共有する活動も行っています。私がウィッグの助成を得られずに悲しい思いをした経験からも、がんサバネットの「地方自治体助成金リスト作成プロジェクト」はとても重要な取り組みだと思います。会員の「発信する」を手助けする「がんサバネット通信」と銘打ったニュースレターがあり、私も第二〇号に「寄り添う」ことについて寄稿しました（⬇コラム）。

がんサバネット副代表理事の村本高史さんには個人的に復職についても相談させてもらい、それが復職と退職、そして新しい世界への挑戦について大きく展望を開いてくれました。特に休職中に「自分から部長という職位を辞したほうが組織や部下のためではないか」と相談したときに、村本高史さんから「その選択をしたときに、悔しいと思うかどうか」との問いが発せられました。その問いこそ私のその後を大きく変えることになっていったのです。

詳細は後述したいと思いますが、いままで頑張ってきた方向を転換しようとするとき、「悔しいかどうか」という視点をもつことは、転職や復職をサポートするうえでとても重要の視点だと気づきました。少なくとも、その問いによって自分の仕事に対する姿勢が変わったという実感が私にはあります。

も、寄り添えたという実感は、何にもまして苦痛を和らげた。そこからあとは生活や仕事や闘病に押しつぶされそうになりながらも、あのときに確かにこころに抱いた「寄り添えた」という実感の記憶がふたりを支えた。

あきらめかけることもある。もういいやと思うこともある。それでも、あのときに確かにこころに抱いた「寄り添えた」という感覚の限りない安心感を、ふたたび蘇らせようと心を砕くようになった。あきらめかけることもある、もういいやと思うこともある。それでも、あのとき実感を共有した人が隣にいるというだけで、静かに打ち寄せる波の音を聞いているような、そんな気持ちになる。そうしてふたりで生きている。

「がんサバネット通信」第20号より

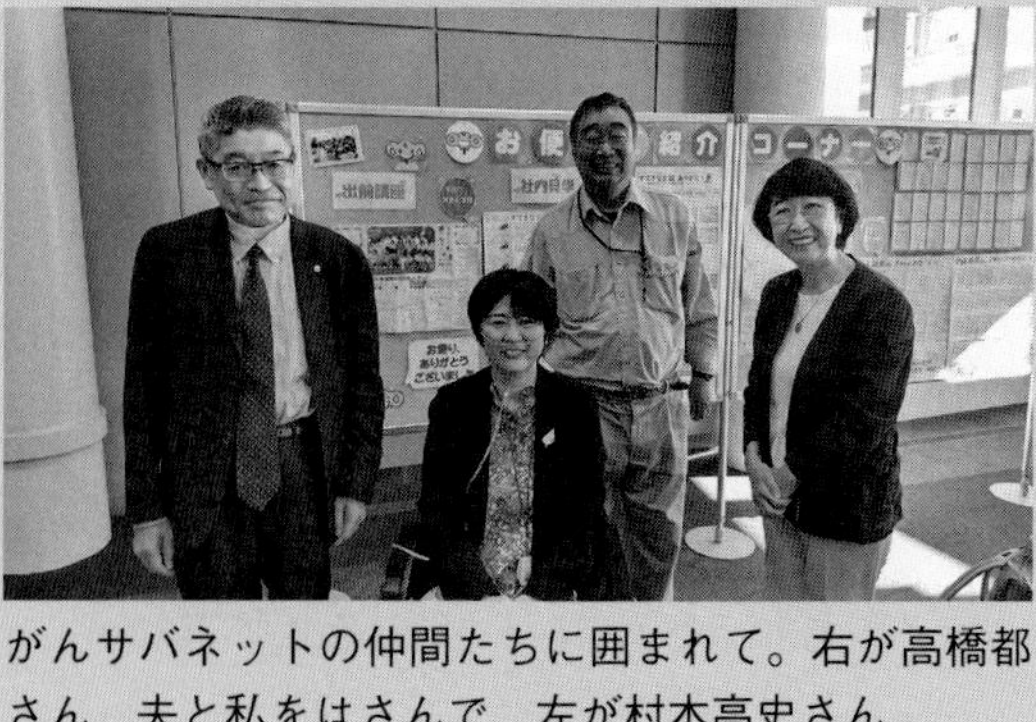

がんサバネットの仲間たちに囲まれて。右が高橋都さん、夫と私をはさんで、左が村本高史さん

コラム

寄り添う
――「がんサバネット通信」に掲載されたエッセイ

悩みの無い人は、おそらく、いない。経済のこと、仕事のこと、家族のこと、近隣との関係。そんななかで、一番の、そして避けがたい悩みは、生死に関わることだろうと思う。生まれてきた以上、いつかは次の生への旅立ちをするものだと私たちは気づいた。がんは、そのことを気づかせてくれた。わたしたちはたちどまり、そして思った。ふたりで良かった、と。

最初に妻が手術のあとの抗がん剤治療をはじめたとき、夫は見守るだけしかできなかった。寄り添うってどういうことなんだろう。それまで部下や学生に教えてきたはずの「寄り添い」が、本当にわからなくなった。それでも抗がん剤の影響で髪が抜けて気落ちしている妻を見たとき、夫は、出来るだけのことをしようと思った。きっと誰もがそう思うように。夫は髪を剃った。「これから一緒に髪を伸ばしていこうな」。坊主頭を見せる夫に、妻は驚き、笑った。そして、泣いた。

それからしばらくして、今度は夫ががんになった。ふたりして人生の岐路に立った時、こころに浮かんだのは、ああこれでお互いが寄り添えた、という不思議な実感だった。あたりまえのことだが、それで不安が消えることもなければ、悩みが解消することもない。それで

「マギーズ東京」のケア――第二のわが家

最初の入院に感じた孤独を二度としたくないと、退院後自分からアクセスしたのが「NPO法人マギーズ東京」[3]（以下、マギーズ）でした。マギーズは「がんと共に生きる人が、自分を取り戻せる空間が欲しい」と考えたマギー・ジェンクスさんの遺志を受けて一九九六年に英国で誕生し、その後、世界へと広まっている非営利のセンターです。二〇一六年に日本に開設されたマギーズをはじめ、英国外のいくつかの都市にも「マギーズ」ができています。その存在を知ってはいたものの、当事者として自分がアクセスすることになるとは思っていませんでした。

マギーズのホームページには「がんを経験した人や家族、医療者などがんに影響を受けるすべての人たちが、がんの種類やステージ、治療に関係なく、予約も必要なくいつでも利用することができます」と書かれています。私のような闘病の最中にある患者本人だけでなく、寛解後の人や、患者の周辺でさまざまな悩みを抱え込んでいる家族など、だれもがいつでもアクセスできることが特徴です。

マギーズはその名のとおり、東京にあります。関西在住の私がいつでも訪れて安心の時間を過ごすというのは難しいですし、まして私ががんになったのはコロナ禍の最中でしたので移動自体が危険でした。そうしたことをふまえたうえで、マギーズからは電話やメール、そしてオンラインでのサポートを受けました。

がんについて専門的な知識のあるスタッフに話を聞いてもらうこと。それが私にとってどれほど安心感に結びついたか、はかりしれません。またオンラインでリラクゼーションのプログラムに参加したり、がん患者を支える家族に向けたグループプログラムがあったりと、知ってみてはじめてこういう支援の仕方があるのだと驚きました。

マギーズを初めて訪れたとき、マギーズの紹介文に書かれている「一流の建築家が設計したマギーズセンターはあたたかく、優しく、気軽な場所で、光があふれ、オープンなスペースの中心にはキッチンテーブルが置かれています。ここはストレスの多い病院とのやりとり、予約や治療への橋渡しの場であり、時には心配しすぎることのある家族や友人から少しの間距離を置く場所にもなります」とおりの建物がありました。あちこちに置かれた椅子にひとりで座り、そこに常備されている書籍や写真集や絵本などを見て時間を過ごしました。スタッフは過度にならない程度に、「お茶はいかがですか」などと声をかけてくれます。さらに、人目を気にせず泣けるお部屋もありました。

建物と空間とスタッフがこれほどまでに安堵させてくれるとは思いもしませんでした。それは看護する側とされる側という垣根を超えて、家族のように同じ心地よい空間を共有するという体験でした。実際にスタッフの人たちの接し方も、ヘルスケア組織の職員というより家族の一員として迎え入れてくれているという感覚でした。それまで知らなかった安心感に、ふと、これこそが「看護」が目指す世界のひとつではないかという思いが湧いてきました。

がん患者となっても、いや、がん患者となったからこそ、私のライフワークである看護への想いがよりいっそう強くなった、それを再認識させてくれたのがマギーズでした（⬇コラム）。マギーズが患者の不安を軽減してくれる構造は、家族的な「ありのままでいい」という気安さと、「実名性」に基づく帰巣感ではないかと考えます。

コラム

「マギーズ東京」で得た安心

マギーズが生きる支えとなった出来事がありました。抗がん剤が３クール目となり治療が当たり前の日常になっていた頃のことです。私は「抗がん剤をするだけのために、自分は生きているのではないか」という思いにとらわれました。そう考えたら、何かとてもむなしくなって、生きている意味がわからず苦しい気持ちになりました。

人生の目的は治療を終えることじゃなかったはず。涙が止まらなくなりました。治療を応援してくれている家族にはとてもそんなことは伝えられませんし、主治医に言っても困惑させるだけだとわかっています。

そのときにマギーズに連絡をし、話を聞いてもらいました。電話の向こうのスタッフは、私の話をただただ聞いて私の気持ちをそのまま受け取ってくれました。それはまるで、家出してきた友達がせきをきったように話すのをひととおり聞いてから、「本当にたいへんだったねぇ、さぁ、暖かいお茶でも飲んで」と慈愛深く抱きとめてくれたようでした。それで悩みが消えたわけではないのに、なぜか安心できたのです。そして、次の一歩を自分で踏み出すことができたのでした。

インターネットの世界の功罪
――匿名性と一方通行による落とし穴

マギーズが「実名性」を特徴としているのとは対極に、「匿名性」によって心理的安全性を保ちつつ、少し離れたところから自分と他人を俯瞰する場があります。インターネットの世界です。私がインターネット上のがんに関するコミュニティにアクセスしたのは、自分の病状の先例を知りたいという気持ちからでした。自分の病名と症状と、それに仕事や復職などのキーワードを追加して検索してみると、私が抱えている課題が、私ひとりのことではないことに気づきました。多くの人が同じ困難に直面して、解決法や実例や支援の有無を探しています。いわば先輩がいたわけです。インターネットで手に入れられるものは経験知の集積ともいうべきものでした。

もちろん、そこで流れている情報は医療者の立場からみたときにあまり感心しないどころか、フェイクや詐欺に近いものが含まれていることもあります。この点は、それを利用する人たちに医療者の立場からつねに注意喚起を行う必要があります。そして情報判断の軸足をエビデンスに基づいた医療的専門性においたうえで、「心地よい情報」に含まれる詐欺性を警戒するように教えるべきだと思いました。

私にとってインターネットが大きなマイナスになったことがあります。それは、同じ病に苦しんで生きた人の闘病の記録とその終焉を読んだことです。日々更新されるその人のブログには病状の進行が赤裸々に綴られていました。欺瞞性も嘘もなく真実のみで構成されており、私は自分のことのように読み進めていきました。ブログは、それほど昔ではない、ある日付を境に更新が止まっていました。それを知ったとき、私はブログの主と同じように苦しんで、いつか社会との接点を永遠に失うのではないかと怖くなりました。

そのとき以来、患者のブログを見ることは、何かとても恐ろしいことに思えてしまいました。病状についてのネットの情報などが何かのはずみに見えてしまったときにも、過敏に反応するようになりました。真実が必ずしもそれを見る人の力になるとは限りません。トラウマになってしまうことだってあると知ったのです。

ブログを読んだショックで衰弱しきったとき、マギーズの相談でそのことを伝えました。すっかり馴染みになった担当の方はこのように語ってくれました。「佐野さん、ネットは一方通行だというのが問題なんです」。その言葉にハッとしました。たしかに一方的に流れ込んでくる情報を怖いもの見たさもあり、また希望をもちたくもあり、耽溺するくらいに見すぎていたのです。いつの間にか、自分の病状と他の人のそれとが区別できないほどになり、楽観と悲観の大きな振れ幅のなかでこころの平静さを失いかけていました。

それ以来、気心の知れた人との電話やＳＮＳを中心にすることにしました。情報を得るのではなく、双方向で語り合える場としてＳＮＳを使ったのです。もちろん対面とは違って、電話やＳＮＳでは顔は見えません。それでも声のトーンや、やり取りの文章を読めば気持ちが伝わってきます。そうした人たちと登山の話題や地方のローカル食の話題など、病とは関係のない話をして笑えるようになっていくにしたがって、私のこころも平静を取り戻していきました。

こうして、マギーズという第二のわが家の家族との時間だけでなく、温かい友人たちとの時間ももてるようになっていったのです。

サポートチームを自らつくる

抱え込んだ気がかりは、家族や親しい友人にはかえって話せないこともあります。本来なら心身の状態を把握している医療機関のスタッフに聞いてもらえるのがよいのですが、人的資源が限られている医療現場では望めないことは、私自身がよく承知しているところです。

医療機関外に気軽に相談できる場として、「暮らしの保健室」[4]や患者会による相談カフェなどがあるのは知っていましたので、自らそうした場を求め、コンタクトをとることができましたが、実際相談してみて自分の望む支援が受けられるかどうかは微妙だと感じました。

支援においては、同病のピアサポートが有効である場合は多くあると思います。また、ピアを同職種で行っているところもあります。ただ、ピアであるべきなのは職種ではなく、職位だというのが、同職種のピアサポートを受けてみての私の実感です。同じ職種だとしても、管理職かそうでないかで仕事の悩みは大きく異なります。また、同じ管理職でも、師長と部長では全く違うのが職位にともなう課題です（➡コラム）。

しかしながらその前に、まず相談できる場があること自体を知らない患者が大半だと思います。だからこそ、どの医療機関にも「水先案内人」の役割をする窓口を設けてほしいのです。単なる医療機関と医療機関の連携ではなく、もっと全人的な、闘病にかかわる情報が集約されている窓口があれば多くの患者が助かります。
ともあれ、私は看護部長として培ってきた知見と人脈をいかして、自身の「サポートチーム」を自らつくり上げることに今でも腐心しています。

コラム

ピアサポートは職種か職位か

私が看護大学院で研究に選んだテーマが、まさにこれでした。看護主任と話しても看護部長の悩みは共有できません。これは、組織における責任と裁量の違いに由来するものではないでしょうか。

他方で、異業種でも同等の職位について理解があれば話が通じる部分が大きいです。私が得た最大のサポートが同職種からではなく企業の管理職の方からのものでした。こうした責任と裁量に注目した異業種間のピアサポートも考えていくべきではないでしょうか。

第3章

病に向き合いながら働くということ

休職やむなしと言われるつらさ

抗がん剤治療が始まって骨髄抑制が心身に強く影響を与え始めると、自分では気丈なつもりでいても職場から休むように言われました。私はがん治療に負けない自分を見せることが部長としての務めだと思っておりましたので、休職については不承不承の選択でした。

しかし、いざ休職期間が始まってみると自分が思っていた以上に体力が低下していていることに気づきました。職場で仕事をしていた頃には自分ではなんとかできているつもりでいましたが、実際には大幅なパワーダウンを余儀なくされていたことを思い知りました。

さらに、抗がん剤治療の影響で頭髪が抜け始めると、外に出るのも億劫になり何かにつけて悲観的な想像が徐々にこころを蝕んでいきました。髪が抜けることは事前にわかっていましたので、ウィッグをあつらえようと調べてみました。自治体によってはウィッグなどのアピアランスケアに購入費用を補助してくれる積極的なところもありました。しかし残念ながら私の住む自治体にはそうした支援はなく、そのことが気分の落ち込みに拍車をかけたのも事実です。

家族や周りの支えで新しい自分へ

そんなときに夫が頭を丸坊主にして帰ってきました。驚く私に「ほら、これで一緒の頭だよ。ゼロから一緒に髪を伸ばし始めようね」と笑顔で言う夫。「ひとりで頑張るんじゃないんだ」、くじけかけていた心が温かいもので満たされました。そのときに頭に浮かんだのが「寄り添う」という言葉でした。これまで看護職として「寄り添う」は当たり前の仕事の一部だと思っていましたが、いざ自分が家族に寄り添ってもらうと、これまで仕事だと捉えてきたことが誰にでもできるとても大きな励ましであることを実感したのです。

この話をＳＮＳのサバイバー仲間の場に投稿すると、思いもかけずインターネットラジオをしておられるサバイバーの方にライブ配信で取り上げてもらえ、さらに遠く離れた地域のコミュニティＦＭ番組でのインタビューや、ＮＨＫの番組にまで出演することになったのです。これは、がんサバイバーとしてどう生きるのかという自分の姿勢を大きく変えるきっかけになりました。

低下する体力と免疫力へ抗う気持ちが湧いてきたのは、そうした周囲の支援が視野に入り始めてきた頃でした。それまで、仕事上や生活上の支援を受けながら生きてきていたはずなのに、それが見えなくなるくらいまで仕事に追われ、成果を上げることに追われ、そして自分のキャリアを無駄にしたくないという焦燥感にとらわれていました。

それが、がんになってまだ見ぬ世界が自分のまわりに広がっているのに、それを見ずに人生を終わりたくないという別の種類の焦燥感が湧き上がってきたのです。こうした感情が、「よりよく生きる」とは何だろうという問いにつながっていきました。

人生の半ばを過ぎてから始めることではないのかもしれませんが、私は登山に挑戦

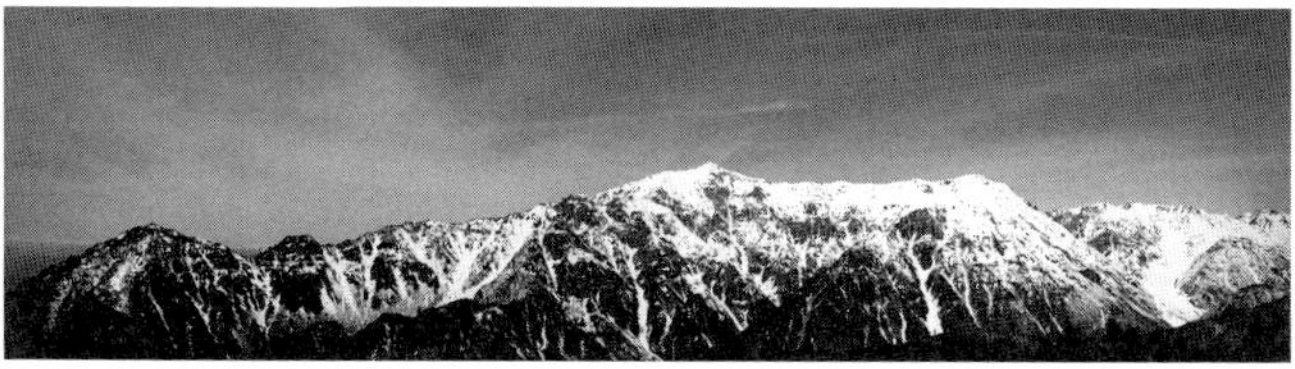

西穂高岳からの下山途中、ずっと正面に笠ヶ岳の雄姿が見えている。雪をまとった岩峰は、一歩下るごとに気高さを増すように思えて、いつも力をもらう

し始めました。夫が登山していたこともあり、近くの低山で自信をつけ、地域の最高峰を目指していったんは挫折したものの、やがて日本アルプスの魅力に目覚め、とうとう雪の西穂高岳を目指すという、がんになる前の私からすれば考えられない雪山登山にまで挑戦するようになりました。夏山では、自分が知らなかった生命圏の豊かさに包まれた自分がいるという充足感を得ることができました。冬山は雪と岩と氷と風の世界があり、なによりも圧倒的な青空のもとで自分が生きているという爽快感を教えてくれました。

登山にはまり込むことで、キャリアを考える気持ちがいっさいなくなったということではありません。追われる側の悲壮感のぬかるみに足をとられていたものが、ちょっと顔を上げる余裕ができたことで、自分の行くぬかるみの道の上に上体を支える何本ものロープが張られていたことに気づいたのです。自分が手を伸ばしさえすればロープに手が届き、脚は相変わらず泥のなかでもがきつつ、ロープをつかんで前と思われる方向に手繰ることでなんとか進んでいけるという光明が見えてきたのでした。そのロープとは家族であり、旅であり、山であり、そして数多くのサバイバー仲間との出会いでした。

復職のハードル
――「無理しないでね」という言葉の光と影

がんにまつわる悩みはさまざまです。そのなかで大きなものとして、職場では不利益を恐れてがんについて報告できないという悩みがあります。

私ががん闘病中であることを告げたことで、一番かけられた言葉は「無理をしないでね」という言葉でした。これは、私自身がスタッフや患者にかけてきた言葉でありますし、相手のことを思ってと考えて発していたつもりでした。しかし自分がその立場になると、それがいかに無慈悲に響く場合があるかを知りました。

「無理しないでね」との言葉に、自分は「あなたは働かなくても職場には何の影響もありません」、あるいは「職場はあなたの働きを期待していません」と言われているように感じたのです。私にとって職場復帰は重要なことでした。

昔ならいざ知らず、いまは社会的にも治療と仕事を両立しながら働くことが推奨されていることを知っていましたし、自分の職務が余人をもって代えがたい内容を含んでいると自負していましたので、復帰しない選択はありませんでした。

時はまさにコロナ禍の真っ只中。日々のコロナ報道を見ては、今、看護の現場にひとりでも多くの職員が必要とされている状況であるにもかかわらず、自分がそこにいない、役立っていないということがとてつもなく私を苦しめました。なぜ自分は看護職なのに、がんを理由に働かせてもらえないのだろう。抗がん剤治療中でもできることはあるのに。看護師としてのアイデンティティを根幹から突き崩されたように思いました。

私は、手術後抗がん剤治療三クール目までは仕事と治療を両立していました。その間、「周りに不安を与えてはいけない」と必要以上に元気に振る舞い、あとから思うとその頃が一番苦しかったのかもしれません。しかしながら私の気持ちは、前述したように気遣われることがつらく感じてしまう状況でした。

こうした気持ちは人によって違うかもしれません。だからこそ、接し方、声のかけ方に正解もマニュアルもないということを知ってもらいたいと思いました(⬇コラム)。

コラム

人の言葉に救われ人の言葉に傷つく

私ががんについて報告したときに、「打ち明けてくれてありがとう」と感謝されたことがありました。いまでも思い出すたびにあたたかいものがこみあげてきます。言われた当初は相手から感謝されたことに当惑しましたが、少したって自分自身がありのままでいいと受け入れられた、そう思えたのです。がんであると伝えることで、相手に心的負担を与えないかと気遣ったことが、実は単なる気苦労だったと思わせてくれたのです。それが安心感につながったのかもしれません。

一方で、「がんになってからも働くなんて往生際が悪い」「病気になったらその人は昇進レースから外れるから放っておいていい」という言葉が聞こえたときは、私のことを指して言われたことではなかったのかもしれませんが、一瞬で胸が押しつぶされそうな気持ちになりました。その日は、一日中仕事が手につかずぼんやりしていました。それを誰かに悟られまいとして「ウィッグ素敵でしょう！」などと明るく振る舞い、元気なふりを演じていました。

治療と仕事の両立支援——医療文化の問題点

私は手術を終えて一時的に復職しました。そのときに言われて嬉しかったことは「おかえり」「待っていたよ」という言葉でした。そして「何かあったら言ってくださいね」でした。私は、復職について「何が何でも働かないと」という思いが強いばかりで、具体的にどんなサポートが必要か言い出せませんでした。しかし治療日には休まざるを得ず、業務調整に気を遣いました。時間有休の制度があればどれだけいいだろうと思っていました。かかりつけの病院の看護師からは「骨髄抑制が強くなっている時期は、現場には行かないようにすればいいくらいで、あまり心配されなくてもいいですよ、普通に働いてください」と言われました。しかし、コロナ禍。現場に急行して状況を確認したり、スタッフと業務を一緒に行ってコミュニケーションをはかり、気持ちを合わせる必要がありました。

そのような状況ですから、医療業界では大企業で実施されているような治療と仕事の両立支援の制度は、ほとんど運用されていないといってよいでしょう。

もしも両立支援の制度があったとしても、医療従事者には使うハードルが高いのです。これは制度の問題より医療の文化の問題です。医療従事者は少なくとも患者より健康であらねばならない、といういわば強迫観念が医療の世界には存在するようで、それが職場でがんを公表することを妨げていることもあります。

けれども、誰だって病気になることはあります。ましてや厚生労働省は日本人の二人に一人ががんになると公表しています。[5]勤労世代は働きながら治療を続けていくことが期待され、その支援については診療報酬上の評価もあります。こうした制度があるのに、医療従事者は両立支援コーディネーターの存在さえ知らない人が多いのではないでしょうか。本来ならそれが医療従事者の仕事の領域であるのに（⬇コラム）。

コラム

職場の両立支援（Win-Win の関係を）

職場の両立支援制度の適用については、職場の理念や哲学や経営者のキャパシティーによってさまざまであるようです。願わくは、がんサバイバーの継続就労支援が公的な機関の指導監視のもとで、社会制度として行われるようになってほしいと思います。そして、そのためにも支援団体の行政や企業への働きかけが重要になってくると思います。

一方で、中小企業では制度がなくても、トップとのコミュニケーション次第で支援に関して合意形成することがあります。善意によるサポートに加えて、そのような制度がある企業は「職員を大切にしている」と世間に知らせることになり、従業員と企業双方が Win-Win の関係を築くことができます。

子育て支援においても、そうした Win-Win の関係を築くことに成功し、それによって企業価値も高まるという現象がおきています。がんと仕事の両立支援についても、Win-Win の関係を築くために何が必要なのか、今後も考えていこうと思います。

具体的な例としてサッポロビール株式会社の取組み[6]を紹介します（⬇コラム）。このような社内制度を整備するまでに、どれだけの苦労があったことかと察せられました。きっと社員の粘り強い交渉と企業側に対話に応じる気風があったのではないでしょうか。看護師の働く環境も、そうであってほしいと痛切に思います。

コラム

サッポロビール株式会社の両立支援

がん患者の仕事と治療を支える両立支援としてサッポロビール株式会社の両立支援事例を紹介します。

サッポロビールでは社内メンバーで作成した「がんなど治療と就労の両立支援ガイドブック―病気になっても安心して働けるしくみ」を公表し活用しています。

内容は上司向け、周囲の人向け、本人向けに分かれており、具体的で示唆に富んでいます。

(1) 人の気持ちに寄り添う大切さ

(2) 今日、治療と仕事は充分両立可能

(3)「お互い様」の気持ちで

「待っているからね」など、当事者がかけてもらって嬉しい言葉の例などが示されています。

復職を支える信頼関係
――両立支援コーディネーターの存在

抗がん剤治療の終わりが見えてきたあたりで、上司から復職の条件として部長職を退いてスーパーバイザー的な立場で組織を総覧するのはどうかと提案がありました。いずれそうせざるを得ないとは思っていましたが、まずは待っていてくれる部下に対して約束を果たすことが道義であると思っていました。短期間でも復帰するのが私の責任の取り方だと考えていましたので、非常に悩みました。雇用側の私の体調に配慮しての提案と、自分の責任感の板挟みで苦悩したのです。家族と話し合い、結果的に私は自分の体力温存を最優先に考えて退職を選ぶことにしましたが、このときのなんともいえない複雑な気持ちと憔悴してしまった感覚は、今でも深く記憶に刻まれています。

当時のことを振り返って思い出した言葉があります。あるがんサバイバーの言葉です。「がんになる前の人間関係ができているかどうかで、がんになった後のサポートも決まる」。私が思うのは、その人間関係とは、どんな人が同僚または部下であっても、その人と席を並べて仕事を続けていく、というその人自身の仕事に対する姿勢が反映されるもののように思えるのです。そこには仲が良いとか、話しやすいとかいった個人的な関係性よりも、もっと大切な何かが含まれているように思いました。このような人はいってみれば「成熟した人」なのではないかと思うのです。個人的な感情を超えて、生きようとしている人間に対する敬意をもつ人が職場にちゃんといてくれる。がんを公表してそれがはっきりとわかりました。それだけでもがんを公表する意味があったと思います。

がんによる体力や免疫力の低下を理由に、負担の少ないポジションを用意してあげようという善意は、ある人にとっては有難いと思う一方で、がんからの社会復帰を目指す者にとっては一方的で受け入れがたい冒涜に思えることもあるのだということを知ってほしいと思います。そうしたなかでせめてもの救いは、がんからの復職については本人意思の確認と職場の現状報告を詳細にしたうえで、「オプションとしてこういうことも考えられます」と提案するのが、その人を尊重していることになるのではないかと思います。

退職の決断は、復職支援をしてくださった方々や復職を待ち望んでくれていたスタッフたちのことを思うと、胸が張り裂ける思いでした。私は疲れ果てていたように思います。がんにではなく、職場とのコミュニケーションに。

本当に支援してもらいたいのは、このコミュニケーションの場だったということに気づいたのは、退職を決断した後、ずいぶん時間が経ってからのことでした。両立支援において必要なのは制度の説明をしてくれる人ではなく、当事者と雇用側とのコミュニケーションや対話をサポートする人、そうしたことを促進するコーディネーターのような存在が必要だと思います。現在養成されている両立支援コーディネーターの役割は「支援対象者が治療と仕事を両立できるよう、それぞれの立場に応じた支援の実施、両立支援に関わる関係者との調整(7)」とされています。そうした人が職場のなかにいて、いつでも気軽に相談できる体制をつくる必要があると思います。

労働という人権——労働権の保障は国の責任

私はたまたま看護管理者として医療の現場で労務管理に当たってきたので、その経験からきわめて重要な「労働という人権」について考える機会をたくさん得ていました。人間は誰かにケアされて生きていることに加えて、自らが労働をとおして社会に参画し、労働をとおして価値を創造することで、より自らの生きている意味を前向きに捉えられます。たまに「病気なんだから、おとなしくしていればいいんだ」という言葉を投げかける人がいますが、それは多くの先哲が投げかけた『人は何で生きるか[8]』という人権の基本となる問いとは対極にある、人間の尊厳を損なう態度であるように私には思えてしまうのです。

働くことは皆に等しく保障された権利です。それは憲法に明記されています。「日本国憲法第二七条一項　すべて国民は、勤労の権利を有し、義務を負ふ。」という条項です。なお、後半の義務という文言については、本来的な意味での罰則を伴う義務規定ではなく、倫理的な態度として労働による社会参加を表現したものと解釈されています[9]。労働権が憲法に明記されている以上、それを保障するのが国の役目です。憲法というのは、私たち国民が従わなくてはならない道路交通法などと同等のものではなく、それらの根本として国が負うべき義務を定めたものだからです。つまり、国民の労働権を国が立法や行政面でアクションを起こして保障しようとしないのは、国が憲法に定められた責任を果たしていないという考え方です。

大事なことは、両立支援などの労働権に関する施策を行う主体はあくまでも国であり、国が何らかの理由で負うべき責任を果たしていないとき、自分たちの権利を守るために、民間や有志が国に先んじてアクションを起こすこともありますが、そうだとしても、本来の国の責任がそれによって消失するものではないことです。

第4章 キャリアを解きほぐし紡ぎなおす

キャリアの転機——トランジション理論

多くの人にとって、キャリアの節目は自分で計画を立て、意図的にマネージメントする場合が想定されるでしょう。勤務先の都合でそれがかなわない場合や、コロナのような自然災害でキャリアデザインが変更を余儀なくされても、たいていの場合は自分を責める方向には向いていかないと思われます。しかし、私のように疾病や闘病など、個人の身に起きるいわば私事でキャリア・チェンジをせざるを得ない場合には、「なぜ私だけが」という怒りや恨みや不遇感を伴うことが多くあります。

そんなときに、支えてくれる人たちをどこに求めればよいかについては前述しましたが、キャリアの転機（トランジション）は、人生にとって大きな節目です。疾病の発見や治療によって、期せずしてキャリアを変えざるを得ない状況に直面することは稀ではありません。そうした人を支えるのは看護管理者の立場にある人だと思います。

キャリアの転機に人がどのように対応するかを研究した米国の心理学者ウィリアム・ブリッジス（William Bridges）は、トランジションを経て新しいキャリアを獲得する段階を次の三つに分けました。(10)

第一段階……終わり

第二段階……ニュートラルゾーン

第三段階……新たな始まり

第一段階の「終わり」は、がんによって転機に直面せざるを得なかった私にとって、突然地面に叩きつけられたような衝撃とともに知ることになりました。当時は、コロナ禍で毎日看護師不足が報道される状況でした。自分の大切なスタッフや友人たちがどんなに苦労しているか、そして世間の多くの人たちが困っているであろうと思うと、いてもたってもいられない気持ちでした。しかし、治療中で何もできない自分という現実を突きつけられたのです。

直ぐにでも駆けつけて、食事介助なり、清拭なり、何でもいいから助けになることをしたい。しかし骨髄抑制の真っ只中では、自分自身が感染することによって重症化する危険性があり、いったいどうすればよいのかと激しく葛藤しました。

それでも少しでも助けになるならばと、地域の自治体のコロナ対応業務を手伝うことにしました。管理者からスタッフへの転身です。振り返ると、これが自分のキャリア・トランジションにおいて大きな意味をもったと思います。

そしてさらにブリッジズは、第一段階の「終わり」には次の特徴があると述べています。

一．離脱（Disengagement）
二．解体（Dismantling）
三．アイデンティティの喪失（Disidentification）
四．覚醒（Disenchant）
五．方向感覚の喪失（Disorientation）

これらブリッジズの第一段階「終わり」に含まれる否定を表す dis という語頭ではじまる五つの側面は、私自身の状況に見事に当てはまりました。

離脱（Disengagement）では、自分のよって立つ基盤であった看護管理者という「自分を位置づけてきた馴染み深い文脈」を失ったことを意味します。

看護部長としての在職中にがんになって、やがて退職するにあたり、もう二度と看護部長としての業務負荷に耐えられないのではないかという不安と、そうなると自分が目指してきた看護の道が挫折で終わるのではないかという絶望感がそれでした。

そして、それによって管理者としての職位と不可分に思えていた働く意味が「解体(Dismantling)」され、看護師としての「アイデンティティの喪失(Disidentification)」を経験したのです。

しかし、それは看護管理者にこだわってきた固定的な見方からの覚醒(Disenchant)を意味していました。看護管理者といっても患者や看護師の幸福のために存在するものであり、どんな立場であれ患者の幸福のために生きることそれ自体が、自分の看護師としてのアイデンティティに一貫したものであると気づいたのです。

こうしてコロナ対応業務をしながら、次の一歩を踏み出すための準備が整えられていきました。

新たな職場は、前述した両立支援コーディネーター(11)が配置されていることを条件に探しました。しかし、いざ探してみると、両立支援という言葉すら知らない職場が多くあることがわかってきました。

「キャンサー・ギフト」への違和感

看護管理だけが自分のキャリアだという強迫観念にとらわれていた自分を、覚醒(Disenchant）へと結びつけてくれたのが、通常ではマイナス要因として捉えられがちなコロナでありがんであったと、いま振り返ってみて思います。

こう書くと、一部のがんサバイバーが闘病を指して「キャンサー・ギフト」とよんでいることを想起する方がおられるかもしれません。また、闘病を支援する人なかには、「がんになってよかったこともあったでしょう？」と語りかけることで、マイナスからの発想の転換を図るという方法論をとっている人がいることも知っています。

私は、その「キャンサー・ギフト」という言葉に違和感を抱いています。がんサバイバー本人が「がん（キャンサー）のおかげでこんなによいことがあった」と言えるほど、がんは楽天的にポジティブに捉えられるものだとはとうてい思えません。それは、他の疾病や障害も同じだと思います。ましてや他人から「がんになってよいこともあったね」と言われたとき、苛立ちとも怒りともつかない感情が沸き起こるのを抑えきれませんでした。がんになった意味を誰かが「親切」に教えてくれようとすることに、自分自身の存在が軽んじられたような痛みを覚えるのです。

がんサバイバーとなることは、キャリアの転機（トランジション）の契機となり、それを促進してくれる外的要因のひとつにすぎないのではないかというのが私の感覚です。私はキャンサーからは何もギフトを受けていません。キャンサーをきっかけに、さまざまなことに気づいた自分があるだけです。もともと自分のキャリアのなかに内在していた価値に気づいたのです。

自分のなかで、がんを受動的に「ギフト」と位置づけることへの違和感は、「医療従事者はコロナ対応に使命感を抱いて当然である」という何か圧迫めいたものに対する違和感と一対のもののように感じられました。どちらも、それに直面する当事者である患者あるいは医療従事者の意思や判断の存在を無にし、「がんサバイバーなのだから」「看護師なのだから」こうあるべきだ、という一方的な価値観を押しつけているように思えてならないのです。大切なのは、当事者の「意思の力」だと信じます。ものごとを固定的に捉え、何かのせいにするのは一時的には楽かもしれません。しかし、それが嘘であることを、自分のこころは知っています。そこからくるこころの痛みは、一時的な楽をはるかに超えて、自分をさいなみ続けます。

がんになって気づいた最も大切なことは、あらゆるものは固定的ではなく、それぞれの相関によって一瞬一瞬変化していくものであり、私自身がそこに働きかけようとする意思によって、どのようにでも変えていけると思えるようになったことです。

これはなにも私が強いからではありません。むしろ弱いからこそ、状況を固定的に見て、それが原因で自分が苦しくなるのは嫌なのです。

前項で紹介した「ラベンダーリング」のメイキャップ・フォトを撮影する際に、私

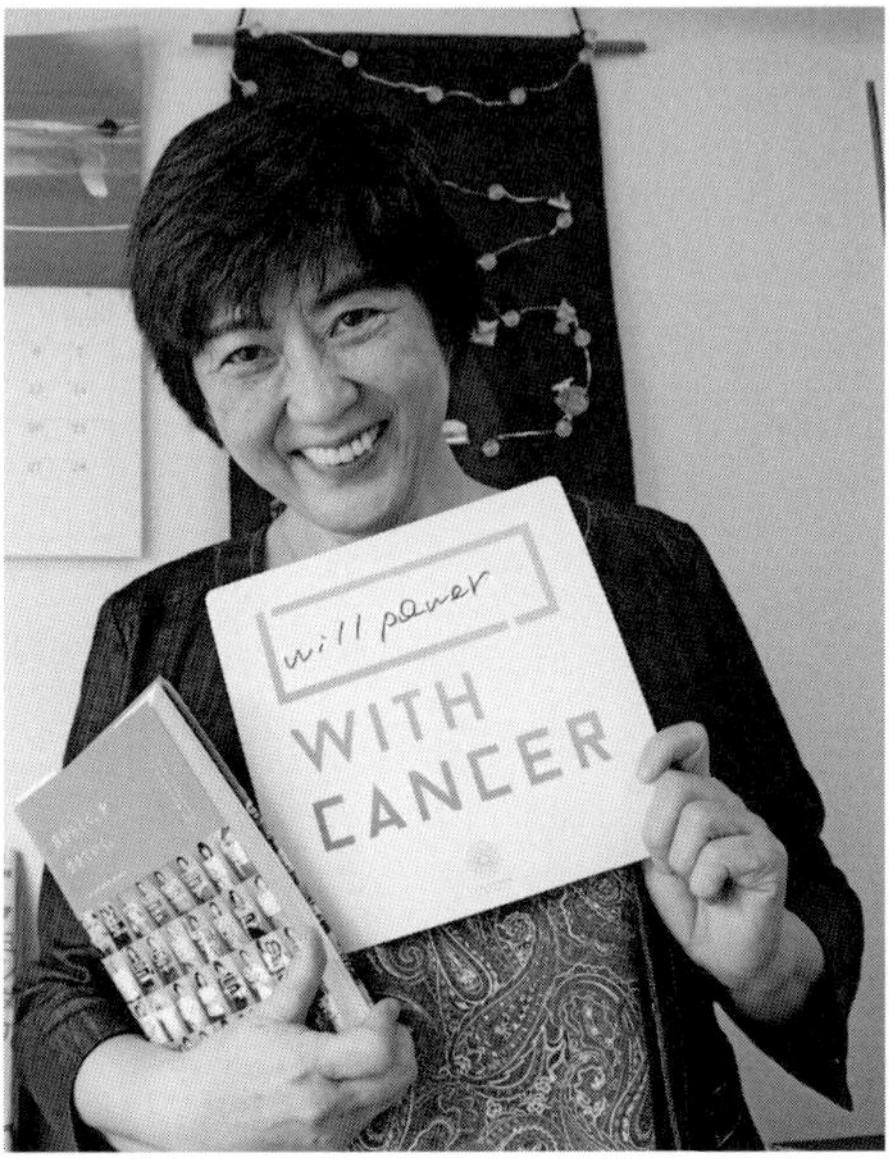

ラベンダーリングでは各自のメッセージを掲げて写真を撮る。私からのメッセージは『意思の力』。そう、不安に負けない意思が、しあわせでいられる秘訣

が自分のキャッチフレーズとして選び、そしてメッセージボードに書いて掲げたのも、この「意思の力（will-power）」でした（⬇写真）。

ACP（アドバンス・ケア・プラン＝人生会議）や意思決定支援においても、尊重されるべきは、当事者の「意思」です。支援者が耳を傾け、関心を持ち続けてかか

わっていくなかで、当事者自身が自分のなかにある大切にしたいものに気づき、自分の意思を言語化していくのだと思います。決して支援者から与えられるものではありません。

自分の「意思」に正直に勇気をもって踏み出したその一歩から、新しい出会いがありました。私の転機に伴走してくださる方々が次々にあらわれ、その人たちの支援を受けながら復職を果たしていったのです。私の大切にしてきた価値について、じっくり話を聴いてくださった看護管理経験者の先輩に、看護イベントの記念品をもらったことがありました。そのとき、なんともいえない喜びがこみ上げました。私はまだ看護の世界とつながっている、つながっていいんだという実感が小さな記念品に込められた先輩の思いとともに、心を震わせたのです。その記念品が、私という存在を肯定してくれたようにさえ思いました。

こうした小さな出会いの連続が、復職への一歩を踏み出す意思を支え、新たなキャリアの始まりに結びついたのです。

第５章

仕事と介護と――私の介護体験

父の介護

私の父は一一年前にがんで亡くなりました。その一〇年ほど前に発病し、最期は病院でなくなりましたが、直前まで自宅で過ごし、やりたいことをやり通しました。在宅医療や訪問看護が珍しかった時代ですので、それを支えた私たち家族の負担はたいへんなものでした。

現在は、全人口におけるがん罹患者推計は二〇二一年時点で一、〇〇九、八〇〇名と見積もられています。一〇〇万を超える人が罹患しています。統計的に見ると、どの家庭でもがん患者がひとりはいる計算になります。[12]それを支えるのは勤労世代であることが大半です。若い現役世代ががんの家族を支えることもあるでしょうし、中高年の管理職として激務を重ねながら家族のがんに向き合っている人もいることでしょう。

私は父を支えるにあたって、看護部長職と介護の両立を選択しました。当時は独身でしたので、高齢の母も含めて両親を支えるのは私ひとりの双肩にかかっているという気負いと、重荷を背負いこんだ重圧感とが入りまじったなかで、必死に働きました。仕事が終わって深夜に父の入院する病院にかけつけることもしばしばありました。寝静まった病棟に、こそこそと入り、看護師さんや他の患者さんに気を遣って、短時間、父の顔を見に行くということがたびたびありました。

そのためか疲労から体調を崩すこともあり、蓄積した疲労がピークに達して入院をすることもありました。あの頃からの疲労の蓄積が、私のがん発病に至る道筋に関係したのではという思いが頭をかすめたこともあります。

父は入院中は母を呼びつけて、車いすを押す母に時折小言を言いながら散歩に行きました。亡くなる直前にはエスプレッソコーヒーを飲みたいと母を困らせ、そのあと床屋で散髪と髭剃りをしてもらい、ほどなくして静かに逝きました。ダンディでわがままで、くったくのない笑顔は少年のようになる父でした。

父の発病当時は一九九五年に育児・介護休業法が改正され(13)、勤労者が介護のために休暇をとる権利がより明確に法律で保障されましたが、私自身はその制度を利用しづらい環境にありました。また、何がなんでも仕事と介護を両立するのが、管理者としての矜持であるといったように思い込んでいました。

父の場合、近所の病院で息を引きとりましたので、面会に通う家族の負担は少なかったかもしれませんが、仕事と介護の負荷を考えると、在宅医療を受けていればもっとさまざまな支援を得て、充実した家族との時間を過ごせたのではないかと思えてなりません。

父の闘病が続いていた二〇年ほど前といえば、在宅も介護もＡＣＰも緩和ケアも、まだ一般的ではありませんでした。リビングウィルの宣言書も毎年更新のたびに私に「預かってほしい」と託される状況でした。そのため、仕事と介護を両立させるためには、家族の負担が増大するのは避けられない状況でした。まるで家族の負担を引き受けるのが、家族への忠誠心を示す踏み絵であるかのような雰囲気でした。制度の利用について、専門職のきめ細かなサポートがあれば違っていたと思います。専門職はさまざまな社会資源の情報を家族に知らせるだけでなく、実際に活用できるようにまでかかわっていてくれたらと思います。

ふたりの母が認知症に

父は逝きましたが、残された家族にさらに試練が続きました。

私のがん発症と前後して、ふたりの母が認知症となり、公的な支援を受けるようになりました。ひとりは一緒に暮らしている私の実母、もうひとりは夫の遠方の郷里でひとり暮らしをしている義母です。

高齢であることもあり、いつかはこうした状況になることは予想していましたが、私のがん闘病を支えてくれていた家族が認知症によって意思疎通に齟齬をきたすようになったことは、夫にとっても、私にとっても大きな衝撃でした。私の闘病だけでも大変なのに、このままではどうなってしまうのだろうと不安になったのを覚えています。

幸いにふたりの母は、それぞれによいケアマネージャーと出会うことができました。当人へのきめ細かな配慮と、離れて暮らす私たち家族にもまめに連絡をくれる仕事ぶりに本当に安心しました（⬇コラム）。ふたりの母の認知症の進行も緩やかになり、デイケアで運動療法を受けたおかげでしょうか、体力的にはむしろケアを受ける以前より向上しました。

ひるがえって、がんサバイバーが緩和ケアを受けながら生きる場合、ケアマネージャーのような存在が制度として整えられているでしょうか。ケアマネージャーの利点は、ワンストップ（一か所）で情報集約から医療機関・行政・家族との調整までしてくれることです。がんサバイバーはこれらのことを本人と家族が行わなくてはならず、特に行政や病院の支援の仕組みがどうなっているか、自分たちで調べなければなりません。高齢者ならば、介護保険のなかでケアマネさんの助けを借りてこれらができるのですが、勤労世代のサバイバーにもケアマネ的存在が必要だと強く思います。

コラム

家族の立場になって寄り添うケアマネージャー

遠方に住む夫の母の状況が思わしくないときに、夫とかかりつけ医に面談に行きました。医師から母の生活環境について、もっと気遣ってあげてくださいと暗にホームに入るよう言われたとき、ケアマネージャーが「ご本人さまはご自身が住み慣れた家で過ごしたいと希望されて、ひとり暮らしを選択されているのです」と言ってくださいました。

家族でさんざんに悩み意思決定したことを、ケアマネージャーが代弁してくださったのです。

本人だけでなく家族に対するケアにあっても、ケアマネージャーが大きな存在であることを実感しました。

医師や看護師との関係をつなぐ役割を果たしてくださったことに、心から感謝しました。

ケアマネ同様の仕組みを、勤労世代のがんサバイバーや慢性疾患の人を対象として構築するためには、たとえばがんサバイバー支援制度といった介護保険制度と同様な仕組みを、国レベルで整えていく必要があるのではないでしょうか。

キャリア支援の仕組みと、がんサバイバーの家族を支援する仕組みを比較しながら、どうすればよりよい支援ができるかについて考えてみました。

いま、私は看護職の復職支援にかかわっています。公的な機関や準公的な機関が、復職支援に関する事業を国や県から委託されて実施しており、そのなかには、緊急時の駆け込み寺的な相談員の存在や、無料で参加できる技術講習会のようなものも含まれます。

ひるがえって、闘病に関してはがん患者本人には緩和ケアチームのサポートや、患者会、アピアランスケアなどが提供されているものの、がん患者を支える家族に対しては公的な支援はきわめて限られているのが現状です。そうした家族のケアは、民間のボランティア頼みという社会のありようには納得がいきません。がんサバイバーが安心して闘病するためにも、サバイバーの家族に対する公的な支援は欠かせないと思うのです。

夫のがん告知

私が最初の抗がん剤治療を終えるタイミングで、夫ががん告知を受けました。私の闘病を支え、いつも元気に励ましてくれていた夫のがん告知は晴天の霹靂でした。私のがんで、夫に負担をかけすぎたせいかと思い、自分を責めました。

しかし、そのときに夫が笑顔で言ってくれた言葉は一生忘れません。「これで一緒にがんと闘えるね。同じがん患者として一緒の方向を向いて生きていけるね」。夫婦でがんと向き合うこと、これが私たちの人生の根幹になりました。

私がケアを受けていたマギーズには、男性だけで話し合える「チャールズ・クラブ」という場が設けられています。月に一度、コロナ禍でオンライン開催をしていたので、夫もそこに入れてもらいました。チャールズという名前は英国でマギーズを創設したマギーさんの夫の名前に由来します。男性の場合、がん告知のあとそれを職場に伝えたり家族に伝えたりすることに抵抗があって、なかなかサポートを得られるところまでいかないのは看護現場にいてよく目にしたことです。とくに上司には絶対に言わないでほしいという患者が多いことも、女性との違いかもしれません。

私がしてきたように夫にも夫のサポートチームをつくってもらいたいと思いましたが、医療専門職ではない夫にとって、どういうサポートのつながりをつくればよいのだろうと戸惑いがあったようです。

しかし、マギーズのチャールズ・クラブに参加し始めた夫は実に楽しそうで、あるときなどは「がんになってよかった、たくさん友だちができたよ」とまで言いました。そういう夫に少々やきもちを妬いたほどでした。

夫は私の闘病においてつねに伴走しながら支えてくれましたが、心のなかは決して平穏ではなかっただろうと思います。それでも、夫の明るさは、少々の遠慮と疎外感を感じていた私にとって大きな救いになりました。

夫のがんがわかったあと夫婦で話し合って決めたことは、お互いに無理をしないこと、お互いにSOSを出し合うこと、それぞれの仲間との関係を大切に紡いでいくことなどでした。

当時私を支えてくれていた私の主治医や緩和ケアのチームの方々も、夫を支える私を大きく支えてくれました。

引用・参考文献

(1) ラベンダーリング (LAVENDAR RING) ホームページ
https://lavender-ring.com/
(2) NPO法人日本がんサバイバーシップネットワークホームページ
https://jcsurvivorship.net/

(3)　ＮＰＯ法人マギーズ東京ホームページ
https://maggiestokyo.org/

(4)　暮らしの保健室ホームページ
https://kuraho.jp/

(5)　国立がん研究センターホームページ（最新がん統計）
https://ganjoho.jp/reg_stat/statistics/stat/summary.html

(6)　サッポロビールホームページ（ニュースリリース「がんなど治療と就労の両立支援ガイドブック」）
https://www.sapporobeer.jp/news_release/0000014618/

(7)　厚生労働省ホームページ（両立支援の取組事例）
https://chiryoutoshigoto.mhlw.go.jp/

(8)　トルストイ、中村白葉訳：人はなんで生きるか―トルストイ民話集、岩波書店、一九六五

(9)　法学協会：註解日本国憲法上巻、有斐閣、一九四八

(10)　勝原裕美子：トランジション理論と人材育成への活用―移行期にあるスタッフをいかに支援するか、看護管理、三一（四）、二八二―二九〇、二〇二一

(11)　(5)に同じ

(12)　がん情報サービスホームページ
https://ganjoho.jp/public/index.html

(13)　厚生労働省ホームページ（育児・介護休業法について）
https://www.mhlw.go.jp/stf/seisakunitsuite/bunya/0000130583.html

第2部

理想と現実の狭間

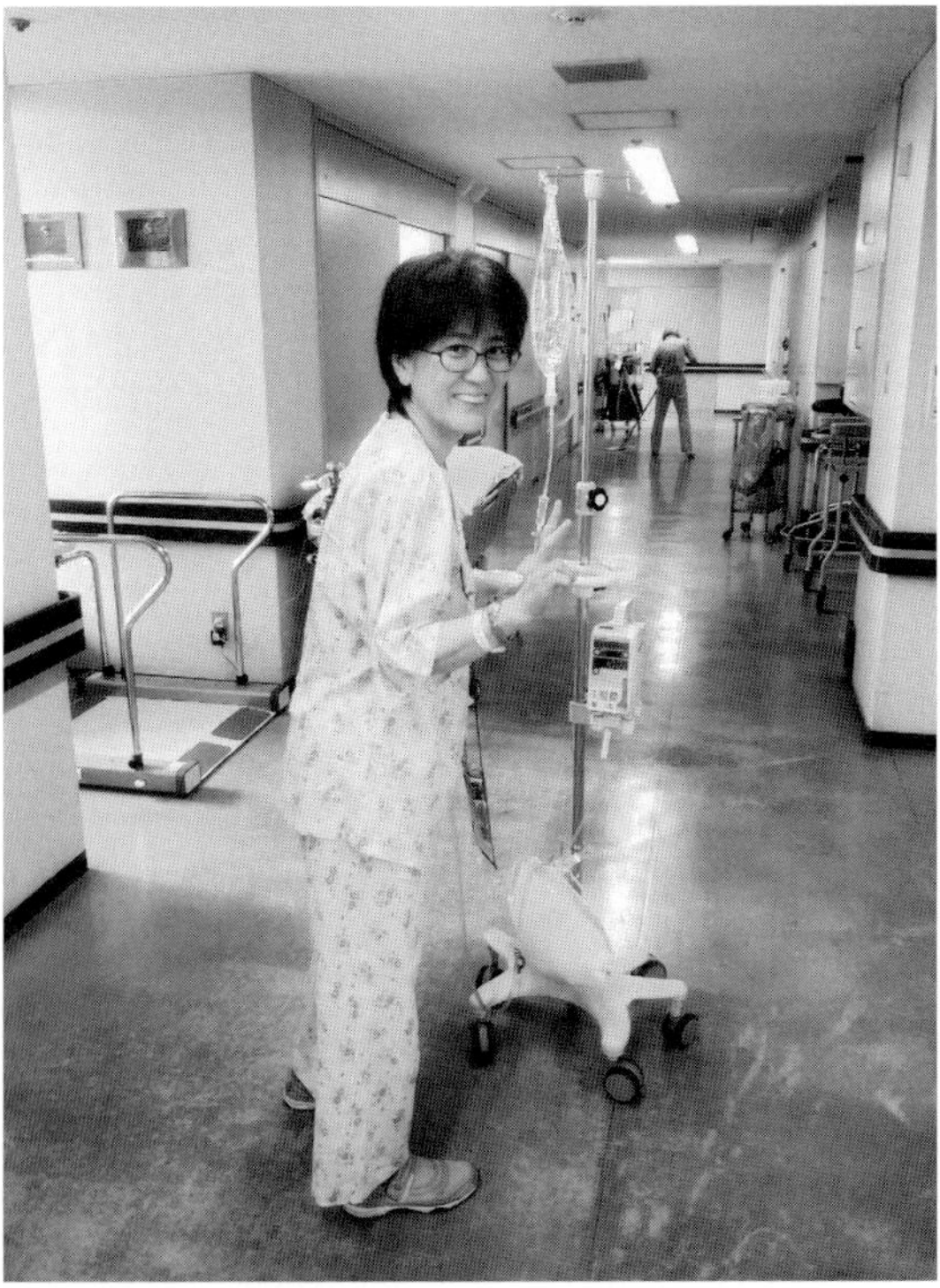

抗がん剤の副作用で、このあと髪はすべて抜けた。
不思議なことに新しく生えてきた髪にも同じところに
白髪があった。全部黒髪で生え代わったらいいのに

第1章

緩和ケアという安心

私と緩和ケアとの出合い

私が緩和ケア外来を受診したのは、再発告知の後でした。

再発を告げられたとき、これほど治療に頑張ってきたのに、私は何のために頑張ってきたのだろうと落ち込み、虚しさやくやしさで夜も眠れない日々が続いていました。そのなかで「緩和ケアに行ってみよう。そうすれば、この波を乗り越えられる」と思い、がん相談支援センターに行ったことで、そこから主治医に話がいき緩和ケア外来を受診することになったのです。

主治医に「緩和ケアを受けたい」という希望を伝えることは大きな勇気が必要で、言い出すにあたってさまざまな不安がありました。そのようなハードルを超えてようやく出合った緩和ケアですが、どうしてもっと早く受診しなかったのかと後悔しました。緩和ケアによって得られる安心感は知れば知るほど、そのような思いが強くなっていったのです。厚生労働省が提唱する「診断時からの緩和ケア」[(1)]がなぜ必要かもわかってきました。

緩和ケアを受けていくなかで、私を見てくれている緩和ケアチームと私の家族との連携もとれるようになっていきました。時折家族が緩和ケアに同席してくれることで、家族も緩和ケアチームが私にとってどんなに大切な存在か、また家族にとっても今後の明確なイメージを得ることができたのです。

しかし後述するように、私のように緩和ケアと家族がつながることは、難しいことなのだということもわかります。

緩和ケアを受けるまでのハードル

緩和ケアは英語ではパリアティブ（palliative）ケアとよばれ、全人的ケアともいわれます。

日本緩和医療学会によると、ＷＨＯが二〇〇二年に定義した内容の日本語定訳は以下のようです。「緩和ケアとは、生命を脅かす病に関連する問題に直面している患者とその家族のＱＯＬを、痛みやその他の身体的・心理社会的・スピリチュアルな問題を早期に見出し的確に評価を行い対応することで、苦痛を予防し和らげることを通して向上させるアプローチである」[2]。

私にはこの定義はぴんときません。何より「生命を脅かす病」に限定している箇所は、実態にそぐわないと思っています。それは、それに続く記述に「病の早い時期から化学療法や放射線療法などの生存期間の延長を意図して行われる治療と組み合わせて適応でき、つらい合併症をよりよく理解し対処するための精査も含む」とあることからも明らかです。

この表現だと患者にとって具体的に何をしてくれるところなのか、よくわからないのではないでしょうか。私にとっては、緩和ケアを受けた人が身近にいなかったので、本当に緩和ケアというものが存在するかどうかも不確かでした。手術を受けた人、抗がん剤治療を経験した人からはたくさん話を聞きましたが、緩和ケアを受けた人には、まずめぐり会うことがなかったのです。

それでも、緩和ケアにたどりつきました。当事者として緩和ケアを受けて、以下のように再定義したいと考えるようになりました。

「こころと身体のつらさ、生活のつらさ、そして魂のつらさに対して直接的なケアを提供することであり、そのためには症状緩和の薬剤の使用や、患者のナラティブの傾聴などあらゆるかかわりを含む」。

このような定義に至った理由を、私が緩和ケアに至った道筋から改めて書きたいと思います。

緩和ケアは最終段階という誤解

ある病院の緩和ケア外来の紹介文に次のような文言がありました。「緩和ケアとは治療の効果が望めない方でも、安心して療養していただけるように、疼痛緩和などをすることです」。この書き方では、まるで緩和ケアのお世話になるということは、あの世行きの列車の片道切符を渡されるようなものと受け取られかねません。少なくとも私には違和感がありました。その違和感を家族に話してみました。すると夫は、友人から「父ががん末期になって、とうとう緩和ケアを受けなくてはならないことになった。とても本人には緩和ケアを受けてもらっているとは伝えられない」と相談を受けたことがあると語ってくれたのです。

かつては、それが多くの人の緩和ケアについての理解だったのかもしれませんが、今の私の実感とはかなり違います。私自身の経験として、がんの再発でマギーズに相談したとき、はじめて緩和ケアに行ってはどうかというアドバイスを受けました。初発のがんのときは、治療と仕事との両立に必死になって退院翌日からすぐに出社したほどですから、切羽詰まった状況でしたので緩和ケアのことを考える余裕はありませんでした。その後、パンフレットを見て緩和ケアのことを意識はしていましたが、どのタイミングでそこにアクセスしたらいいのか想像できていませんでした。

それがまさかの再発を告知されて茫然自失状態のとき、マギーズの電話相談で自分の状態をよりサポーティブに主治医に伝えてくれる緩和ケアという場があることを教えてもらいました。自分ではなかなか言語化できないさまざまな状況を、的確に主治医に伝えてくれる存在というのは、私にとって最も必要なことでした。

しかし、そこからが大変でした。主治医に緩和ケアの話をどう切り出したらよいか皆目見当もつきませんでした。私は看護師としていくつかの病院の管理者をしてきましたが、緩和ケアの経験はありませんでした。そのため自分自身、看護の専門職でありながら主治医にどう話せばよいか戸惑うばかりでした。

いろいろと考えました。緩和ケアを受けると言い出したら、主治医との関係を損なうのではないか。それによって自分の治療に悪い影響がでるのではないか。あるいは緩和ケアを受けるということは、それ以上の治療を拒否したものと受け取られるのではないか。こうした葛藤を抱えたまま日々が過ぎていきました。

意を決して最初に訪れた窓口は、がん相談支援センターでした。とはいえコロナ禍で激務の続く現場にいて、休みをとるのはひと苦労でした。ようやく有休を使って訪れたがん相談支援センターの相談員は、とても話しやすい人で詳しく話を聞いてくれましたが、その日すぐに緩和ケア外来を受診できると思っていた私の思い込みは外れました。

その際受けたアドバイスは、主治医に相談してみてはどうかというものでした。それができれば最初からしています。話は振り出しに戻ってしまったように思っていましたが、がん相談支援センターから主治医に連絡がいったらしく、次の受診日に主治医を介して緩和ケア外来とつながることができたのです。

家族まるごとサポートを可能にする緩和ケア

緩和ケアチームがサポートしてくれることになって、私は自身の治療・療養環境が一変したことに気づきました。それまでは次の受診までの間はひとりで悶々と悩むしかなかったのですが、いつでも緩和ケアに連絡できて、しかもそこで相談したり聞いてもらった話が、次の受診までに主治医にきちんと伝わっていたのです。そのことによって大きな安心感につながりました。

緩和ケアチームのサポートは私に限りませんでした。ちょうど夫もがんになって大変な時期であり、母も認知症がすすみ出歩いて警察に保護されるなど悩みが絶えない時期でした。そんななかで、緩和ケアチームの方が私の治療についての相談に同席した夫にも声をかけて、「今度はお母様もご一緒にいらしてください」と言ってくれたのです。そのことで、ひとりで抱え込んでいた家族の悩みも、まるごと相談できるという安心感を得ることができました。

緩和ケアによって、私が得られたものを整理してみたいと思います。

まず、①仕事との両立のなかで、時間がない場合でも相談時間を工夫してとってくれたことです。しかも、②それは治療方針の説明や病状説明などではなく、こちらの話を聞いて専門職の視点から必要なアドバイスをくれるという双方向のコミュニケーションであったのです。さらには、③私の療養環境を支える家族のことも、緩和ケアチームがサポートしてくれました。

緩和ケアは、世間で思われているような最終段階でのケアなどではまったくなく、むしろよりよく生きることを支えるものであり、医療全般にわたってつねに並行して存在しているのが緩和ケアであると思います。また、そうであってほしいと願っています。

在宅で得た安心——在宅サポートチームの支援

在宅療養に移行するにあたって、一番の心配は自分のサポートチームが変わるということでした。これまでがん専門病院で緩和ケアチームが強力にサポートをしてくれており、病院から帰った後でも電話で様子を尋ねてくれたり、抗がん剤投与の間に栄養士が来て口内炎をひどくしないための飲食物の選び方や調理法を伝授してくれたりしていました。そうした慣れ親しんだ緩和ケアチームから離れて、最初から新しい人たちと関係を築き直さなくてはならないことに不安を感じていたのです。

しかし、その不安は杞憂に終わりました。退院時のカンファレンスに院内のサポートチームのほほとんどの方が参加してくださいました。これほど多職種の専門職が集まったのを見たことがないと思ったほど、多職種のスタッフが参加するカンファレンスでした。その場で、私自身の情報について在宅スタッフへの詳細な引継ぎがされただけではなく、当日来られなかったメンバーからも、在宅スタッフへ手紙などで情報を提供し、共有してくれたのです。

加えて、在宅へ移行してからの情報共有についても「病院の緩和ケアチームと在宅チームがしっかりと連携するので安心してください」と言ってもらえただけでなく、

「不安なことがあれば、いつでも在宅チームだけではなく、病院の緩和ケアチームの人たちに相談してかまわない」というお墨付きまでもらいました。さらに、レスパイト入院（在宅医療・介護を受けている人や家族の休養を目的とした短期入院）や状態悪化の際に、これまでお世話になっていた病院の緩和ケア病床に入院可能との条件までつけてもらいました。

ここまでの連携を目の前で展開してもらえた退院時カンファレンスだったので、心配性の私もようやく安心できたのです。自分のサポートチームが病院から在宅へ変わってしまうわけではない、病院と在宅が連携してくれることで、サポートチームがより拡大し手厚くなるんだと納得できたことが安心へとつながりました。

がんの告知を受けた初期の頃、「自分のサポートチームをつくる」と書きましたが、それに在宅が加わることによって、私を取り巻く環境はより手厚く進化し続けている、そのことにうれしい驚きを感じています。

通院での抗がん剤治療と時折の入院を終えて、在宅に移行してからは安息の地にきたような気持ちになりました。ここでは面会の制限もなく、自分の好きに時間を過ごすことができます。何より気に入った家具と、目をつぶっても歩ける慣れた間取りと、窓から吹き込む四季折々の風を感じられること、そして自宅の周辺の生活の音が聞こえてくること。これらがもたらす安心感に加えて、自由を謳歌できるうれしさ。体調さえよければ、電動車椅子に酸素ボンベをくくりつけてどこにでも行くことができます。会いたい人に電話をしたりすることもできます。誰にも気兼ねせずに、泣いたり、考えたり、笑ったりできます。

仕事と治療の両立で疲労困憊していたこころと身体が、ようやく安息を得た安心感で徐々にほぐれていくのを感じています。

とはいえ、がんがなくなったわけではなく、自分の状態に対する不安もなくなることはありません。そうした不安を通院時以上に解消してくれているのが在宅サポートチームです。

在宅では、考えていた以上に多くのサポートを受けることができています。訪問診療では優しくて頼りがいのある医師と、明るく気遣いに長けた看護師が週に一回来てくれていますし、診療のすぐ後には薬剤師が、医師の処方を受けて毎日の薬を投薬カレンダーに張り付けて持ってきてくれます。薬の説明はていねいでわかりやすく、まるで学生時代の苦手だった薬理学の勉強をし直しているみたいで、私にとってはとても楽しい時間です。

さらに、よく笑う訪問看護師が私の状況をつぶさに聞いてくれて医師につなげてくれていますし、訪問リハビリの理学療法士は四方山話に付き合ってくれながら身体だけではなくこころもほぐしてくれています。食事については食べたいと思うものを自分で作ったり、家族が仕事の合間に作り置きしたりしてくれますし、その食事内容についても、栄養士が訪問して指導してくれることになりました。

さらに、家のなかの移動の不自由についても、私の身になって細かなところまで考えて介護用品などを担当業者が調整をしてくれています。旅先には酸素機器もきちんと届き、いつでも使えるように準備されています。そうしたケアのトータルコーディネートは、心根の明るく正義感の強いケアマネージャーがしっかりついていてくれるからこそです。何でも相談できる人がいるんだという安心感は何物にも代えがたいものです。

こうした人たちのサポートが、私だけにではなく、仕組みとして身近にあったことに、サポートされる側になってみて初めて気づきました。そして、こんなに安心が得られるなら、もっと早くから在宅に移行すればよかったとすら思ったのです。

第2章
在宅緩和ケアの現状と課題

私の療養環境が通院から在宅に移行して一か月が過ぎようとしていたころ、病状は劇的に進行し孤独感にも耐えきれなくなりました。このまま在宅を続けていてもＱＯＬがむしろ下がる一方だと思い始めました。さいわい退院時のカンファレンスでレスパイト入院する際には、抗がん剤治療と緩和ケアを受けていた病院の病床を確保してもらえるという確約を得ていたので、入院することにしました。

入院によって急速に症状は緩和されＱＯＬも上がり、とても安心しました。そして、在宅療養期間を振り返る余裕が生まれました。そこで気づいた在宅の現状と課題について書きたいと思います。

忙しすぎる療養生活

「自宅療養が忙しすぎる」と書くと形容矛盾のように思われるかもしれませんが、実際に自宅で療養を始めてみて、やることの多さに目が回る思いをしました。ゆっくり休めるのが療養であるはずなのに、です。

まず、訪問診療・訪問看護・訪問投薬管理・訪問栄養指導・訪問リハビリといった在宅で行うことすべてに契約が必要で、実施日を決めなくてはなりません。書類は膨大でその説明を理解しながら聞くのは容易ではありません。平日の昼間、家族がいないところでひとりで聞き、自分で意思決定をしなければならないのです。

また自宅にそうした人たちを迎え入れるのですから、少しでも気分のよい部屋に迎え入れたいと思い、無理をして掃除をしたり片づけをしたりしてしまうのです。このことがどれほど身体に疲労として蓄積したことか。

飲むべき薬も多種多様でした。日々の投薬以外に頓服や座薬などを出してもらったのはよいのですが、痛みで意識がもうろうとしているなかで、何が必要な薬なのか判断がつかないまま、食前と食後の薬だけしか飲めない日が何日もありました。

さらに、在宅において療養するということは、私から説明しなければならないことや伝えなければならないこと（要望など）が多くありました。それを病床でメモに書いていましたが、当日になると必ずどの項目かが漏れてしまっていて、次の訪問があるまで待たなくてはならないという不便が生じていました。そのメモすらも痛みがつらくて書けないこともありました。

このように確認と説明と意思決定と連絡という無限のループのなかに迷い込んで、自分が療養をしているのか、仕事（タスク）をこなしているのか、わからない状態が続きました。そして本当に大変なのは夜間でした（コラム）。

レスパイト入院へ

そうこうするうちにどんどん食欲がなくなってきました。ひとつには痛みを抑える薬の影響で口の中が渇き、味がおかしくなり、何を食べても金属っぽい気持ち悪さが口内に残るばかりで、食べる気が失せていったのです。

それと並行して、足が萎え、食べ物を取りに行くことすらままならなくなりました。ベッドサイドに置いた水すらも、口に含んでも吐き出してしまうところまでいってしまいました。手の届く範囲には経口薬しかなく、水で薬を飲んでも吐き出してしまうので効果は当然ありません。座薬は冷蔵庫にあるのですが、そこまで行くことが

コラム

在宅において本当に大変なのは夜間

昼間はまだ訪問に来る看護師さんや理学療法士さんにケアをしてもらい、なんとか疼痛緩和や、食べられるものについてのアドバイスを受けながら安心して過ごす時間もあります。それが、夕方となり、夜となり、夫が仕事から帰ってくる時間まではひとりきりでどれだけ心細かったでしょう。もしいま急変したらどうなるのだろう、とか、万が一に備えて鍵をかけていない玄関から誰かが侵入してきたらどうしよう、とか、あらゆる恐怖で神経衰弱気味になりました。

やがて夫が帰ってくると、矢継ぎ早にしてほしいことを頼み、ようやく安心して眠ることができます。しかしそれも長続きせず、夜中に吐いたり、トイレに行くのに立ち上がる補助をしてもらったり。そうなると夫が眠れなくなる番です。

朝方になって睡眠不足から腫れた眼で仕事に行く支度をしている夫を見て、なぜ在宅を選んだのだろうと激しく悔いたこともありました。

できず、家族がいるときに持ってきてもらっても、今度は自分で座薬を入れることが痛くてできません。

どれほどナースコールのボタンを恋い焦がれたことでしょう。

それで思い出したことがありました。病院勤めをしていたころ、よく「在宅マジック」という言葉を聞きました。在宅療養に移行した患者が、病院にいたときには考えられないほど回復して、余命を大いに延ばしたという話です。それを現場では「在宅マジック」とよんでいました。

私にはそのようなマジックはありませんでした。思い返してみれば、在宅マジックが語られていたのはすべて高齢者だったのです。現役世代のしかもつい先日まで仕事と治療の両立に奮闘し、夫婦ともに家を空けて仕事に出ていた家族が、在宅に移行することがどれほど大変かを身に染みて感じました。このギャップを埋めるには、高齢者の在宅療養とは全く違う仕組みとサポートが必要だと思った次第です。

やがて家族の我慢にも限界が訪れました。夫は私が家でゆっくり過ごせるように在宅を継続したいと思ってくれていたようですが、私自身が在宅でひとりきりで奮闘することに疲れ切ってしまっていたのです。夫が仕事に行っている間に、主治医から元の通院先に連絡をしてもらい、自分で介護タクシーを手配して翌日のレスパイト入院を決めました。

夫には寝耳に水だったようですが、翌日の仕事を休むためにあちこちに連絡をして、ようやく付き添いをしてもらえることになりました。とにかくひとりで歩けるようになりたい。せめて、トイレと食事の支度と座薬を取りに冷蔵庫まで行けるくらいまで回復したいと思っての入院でした。

出迎えてくれたのは、この数年、献身的に通院と抗がん剤治療を支えてくれた緩和ケアチームの方々でした。一か月ぶりの再会に泣けて仕方がなかったです。懐かしい人たち、私の闘病を支えてくれた人たち、ぜんぶわかってくれた人たちのもとに、ようやく帰ってこられた。こころから「ただいま」と言いたい気分でした。

数日の入院で、まず口腔内の違和感が消えて食欲が戻ってきました。排尿もカテーテルで安定してできるようになりました。何よりも痛みが強くでたときに、枕元のナースコールを押せば数分の後に「どうされましたか」と看護師が来てくれる安心感。在宅の時と症状の内容はさほど変わっていませんが、それが緩和されたように思うのは安心感からでしょうか。この安心感は半生を病院勤務で過ごしてきた私だからなのかもしれないとも思いますが、それでも在宅に比べて不安感は激減しました。

何よりも安心したのは、病棟看護師や緩和ケア医が栄養士と連携して調製した食事が日に三度でてくることです。吐いてばかりで食べられない時期も在宅ではありましたが、一食一食を加減しながら、できる限り食べられるように工夫してもらっていることにほっとしたのです。病院では当たり前のことでしょうが、在宅から来た身にはこのうえないケアとして本当に感動したのです。

課題は家族へのサポート

入院して安心できたこともたくさんあったのですが、自分の病状についての不安から夜に発作的に恐怖にかられることも続きました。在宅のときはそばに夫がいるので、そのつど起きて手を握ってくれていました。

入院ではこれまでは感じなかった不安が襲ってきたのです。在宅時の苦しかった記憶がよみがえってきたり、レスパイト入院が終わったら在宅に戻らなければならない恐怖感にも何度も襲われました。

コロナ禍の頃と違って病室内での付き添いが許可されていましたので、夫に「病室に泊まって安心させてほしい」と頼みました。夫は寝袋と翌日の仕事のスーツを持ってやってきてくれました。

　私自身にとっては安心をもたらす入院生活ですが、夫にとってはそうも言っていられない状況であったと思います。何より経済面での心配がありました。安心できる療養環境を整えるために家族を巻き込むことは、家族の収入の減少に直結します。夫も相当悩んだ末、家計よりもいまは家族の安心だと腹をくくらざるを得なかったようです。私が入院と通院を繰り返していた時期は、安心して仕事に行っていたのに、在宅が始まった途端にこれでは、なんのために在宅に移行したのかとても悩みました。

　在宅にしても入院にしても、継続するには家族の支えがどうしても必要です。在宅にかかわる人たちが精一杯ケアしてくれていることは確かですが、だからといって家族の負担を軽減するところまでは至っていないのが現状ではないでしょうか。いまの在宅療養のシステムには、現役世代の家族の負担を軽減するという視点がきわめて薄いのです。在宅医をはじめ関係する職種の方が増えてきて心強い限りですが、どんなに一生懸命でも患者に二四時間付きっきりとはいかないでしょう。どうしても家族に頼る構造が続いています。そこをどうすればよいでしょうか。

自分で生活の糧を稼がなくてはならない現役世代が在宅に移行したとき、生活をどうするのかはとても重要な課題です。

第3章
夜間・休日の厳しさ

相談窓口に相談したくてもできない
――営業時間（ビジネスアワー）の壁

勤労世帯にとって治療と仕事の両立のための支援サポート（両立支援）を受けるのが難しい現状は、日本の労働環境にあります。

病院における両立支援のための窓口やハローワークでは、がんに影響されながらも働こうとしている人に職業訓練や求人情報を公開しています。また地域のボランティア団体では相談コーナーや、両立支援の電話相談に応じる窓口を開いています。しかし、こうしたプログラムはほぼ全てが昼間に行われていて、夜間・休日にはアクセスできないのが現状です。

正規雇用の社員で代替えのきく職業の人なら、有給休暇や治療休暇をとって両立支援の相談窓口に出向くことも可能でしょう。一方で、非正規雇用で働かないとその日の収入が得られない人は、収入を減らして両立支援の相談に行くことにしり込みするであろうことは想像に難くありません。こうした人たちにとって、昼間しか相談窓口が開いていないことは最初から両立支援のハードルが高いことを意味します。

平日の昼間は支援者にとっての「仕事時間」ですが、その支援を受ける人にとっても平日昼間は「仕事時間」なのです。

ボランティア頼みの限界
――「夜間に人とつながりたい」けれど

「夜間に相談をしたい、声を聞いてほしい、声が聞きたい」という需要の高さは、次に紹介する夫の体験からも切実であることがわかります。

夫がある学会の事務局を引き受けたときのことです。創立間もない学会でしたので、自宅の一室を事務局に提供しました。すると、一晩に何人もの会員の方から、「がん闘病について免疫力を高める方法を教えてほしい」「不安でたまらないので電話してみた」「よい医者の心当たりはないだろうか」「落ち込んでいるので、話を聞いてほしい」「なんでもいいから、笑わせてほしい」といった電話がかかってきたのだそうです。そして、驚いたことにそのほとんどが、がん闘病中の方だったそうです。夜間の着信は日を追うごとに増えていき、半年間対応し続けた夫はすっかり疲れてしまい、それを契機に事務局は電話応対をしないことを会員に告知せざるを得ませんでした。

これは夫にとってもその学会にとっても予想外の出来事でした。このことは夜間にどれほどのがん患者が不安を抱えて、誰かとつながりたいと思っているかを示しています。

私自身ががんになって最初のころ、夜眠れないときに同じ病を抱えた誰かと話したくて、そのころブームになりつつあった「クラブハウス」というオンライン音声チャットネットワークに入ったことがありました。クラブハウスというアプリは、興味に応じたフォーラムを誰かが主導して組み、いつでも、だれでも、そして海外などどこからでも参加できると広報して、そこに皆が集まってくるものです。さまざまな番組がありましたが、がんについては二四時間誰でも入ってこられるように、つねに誰かがそこにいて声を聞いてくれる場所になっていました。

しかし私自身は、自分の情報は匿名性に守られて公開したいだけ公開すればよいのですが、その一方で、誰が聞いているかわからないという匿名性からあまり具体的なことは言えず、また発言したことへの他の参加者からのコメントもつねに自分が求めているようなものとも限らず、人間関係が固定化していくなかで、やがて参加自体が重荷に感じ始めたことで使わなくなってしまいました。

深夜ラジオ聴取者二〇〇万人——夜眠れずにいる人たち

がんサバイバーの場合、悩みや不安を抱えて夜眠れずにいる人も多くいますが、同じ夜間の時間帯で別の理由から眠れずにいる人たちもいます。高齢者です。どのような理由で起きているのかはさまざまでしょうが、起きている時間を安穏に過ごすために、ラジオを聞くという行動があると思います。深夜ラジオといえば、かつては若者文化のひとつの趨勢でもありました。

しかし現代において深夜ラジオは、どちらかといえば高齢者向けの番組となっています。毎晩一一時一〇分から翌朝五時まで放送されているＮＨＫラジオ第一放送の「ラジオ深夜便」がそれです。昭和の曲を流したり深い人生を生きた人へのインタビューなど、落ち着いて聞ける内容なので私も深夜での車の移動中などに時折聞いています。番組内容からするとターゲットとしている人々は夜間に仕事や移動をしている人たちを除いては、現役を退いた人たち、または若くても何らかの理由で仕事を中断している人たちであろうと思います。

ＮＨＫラジオ深夜便のアンカー（ニュースキャスター）を長年つとめた宇田川清江さんの本によると、毎晩二〇〇万人もの人が放送を聞いているそうです[(3)]。これだけの数のリスナーがいると、そのなかにはがんで不安や悩みを抱えた人が多数含まれているであろうことは想像に難くありません。実際にリスナーから送られてきた手紙には、「がん闘病中に病院のベッドで眠れずにラジオ深夜便を聞いています」という内容のものが少なくないことを宇田川さんご自身が著書で紹介しています。

ラジオ深夜便を聞いている人のなかには、がんを乗り越えてきた人、家族や医療者との付き合い方に厳しい意見をもつほどに辛酸に満ちた体験をしてきた人も含まれているでしょう。そこには看護職や介護経験者もいるはずです。

プラチナナースの力を借りる

プラチナナースという言葉があります。最近、よく耳にするようになりました。定年以降に継続して働くナースを、看護の世界では感謝の意を込めてこのような呼び方をしています。現役時代に培った知識や技術、さらに深い知恵と傾聴力と慎重さを備えたプラチナナースの方々は、貴重な即戦力として多くの病院や高齢者施設から期待されています。復職支援や継続教育の場には、こうしたプラチナナースの方々が活躍されている場がたくさんあります。そして年を重ねたことで、ラジオ深夜便を聞く時間帯に目覚めているプラチナ世代も多いと思われます。

これまで述べてきたように夜間や休日にだれかとつながりたいと思っているがん闘病中の方は多いのです。そこで、プラチナナースの力を借りるというのはどうでしょうか？

たとえば、深夜の時間帯。フルタイムとは申しません。いつも起きてラジオ深夜便を聞いているプラチナナースに、そのうちの三〇分だけでも「だれかの声を聞きたい」「病気の話を聞いてほしい」「どんな話でもいいから、誰か話し相手になってほしい」「不安を紛らわせたい」という人からのオンコールを受けられる時間帯をつくってもらうのです。もちろん、その方々にはボランティアではなく、ある一定の収入が入る仕組みが必要だと思います。

このことについては次の第3部で詳しく書きたいと思います（一四二ページ）。

引用・参考文献

（1）厚生労働省ホームページ（診断時からの緩和ケア）
https://www.mhlw.go.jp/content/10900000/000948187.pdf
（2）日本緩和医療学会ホームページ（「ＷＨＯ（世界保健機関）による緩和ケアの定義（二〇〇二）」定訳
https://www.jspm.ne.jp/information/WHO/index.html
（3）宇田川清江：眠れぬ夜のラジオ深夜便、新潮社（新潮新書）、二〇〇四

第3部

私の提案——がんだけを特別なものにしない

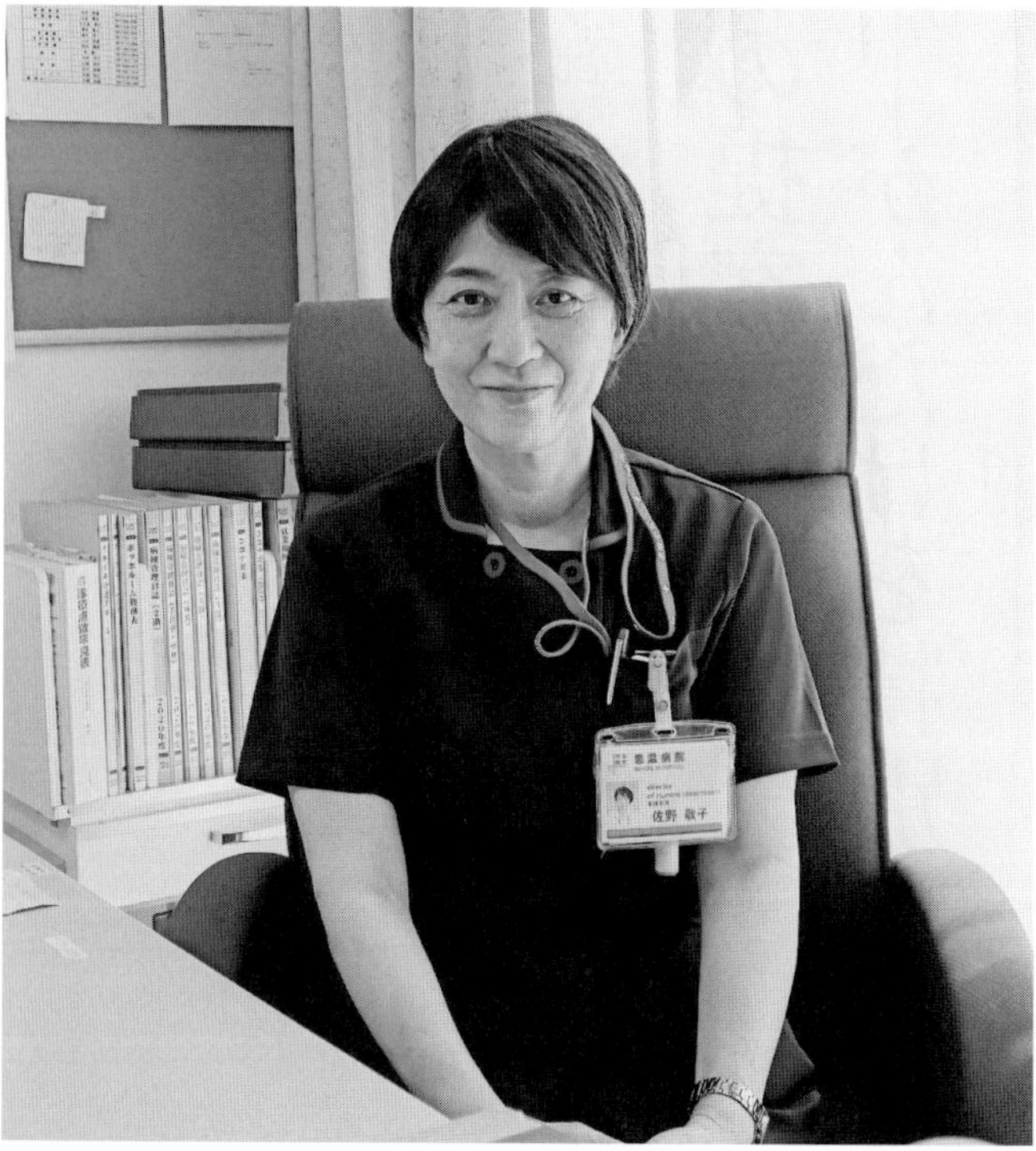

退院翌日からウィッグを装着して看護部長室で執務。コロナ禍の職場の張りつめた緊張感に、一階から五階まで階段を何度も駆け上がった。あの頃の自分を誉めてあげたい

第1章

治療と仕事の両立を支援するための五つの提案

がんだけを特別なものにしないために、私が提案したいことを書きたいと思います。

まずは治療と仕事の両立を支援するために、次の五つのことを提案したい。

第一に二四時間アクセス可能な相談窓口をつくる、第二に居場所をつくる、第三に経済的負担軽減の仕組みをつくる、第四にあらゆる病や障がいを差別へと結びつけるのを「恥」とするような文化を創る、第五にそれらの根底となる「生命」を至上のものとする哲学の普及をはかる。

これらの項目が欠かせないと私は考えます。

二四時間アクセス可能な電話サポート

第一の提案については、先に述べたプラチナナースの力を借りれば実現できるのではないでしょうか。プラチナナースの利点と専門性を生かして、二四時間のうちのどこか自分の都合のよい時間に、相談の電話を受けられるような仕組みをつくってはどうかというのが私の提案です。

何も難しいことではありません。日々の生活のなかのほんの一〇分か二〇分、どこか別の場所に移動するわけでもなく自宅や自分の居場所から、相談者の電話に出るだけでよいのです。人によっては早朝の公園のベンチで散歩の途中に電話を受けてもいいでしょうし、自分が最もリラックスできるお風呂タイムに電話を受けることも可能かもしれません。このように柔軟に考えていけば、誰もがそうした時間は確保できるのではないでしょうか。

特にプラチナナースのなかには、深夜に目覚めてしまうという生活時間帯で暮らしている人も少なくはないと聞きます。そうした人たちに、深夜に不安を抱えるがん患者をはじめ、さまざまな人からの相談の窓口になってもらえる可能性はあるのではないかと私は考えます。

それらの相談電話は、たまたま自分が電話を受けられる時間に通話のチャンネルを開いておくだけでよいのです。つまり、誰から、いつ、かかってくるのかわからないけれども、その時間帯は自分にとって話ができる時間であると開けておくだけでいいのです。また電話をかけるほうも専門的なアドバイスを継続的に受けるということではなく、その瞬間の自分の不安な気持ちや喜びの報告を誰かに聞いてもらえたらということで利用してもらいます。

こう考えてくると、電話を受けるプラチナナースの人たちにとっても、話を聞いてほしいという電話をかける側の人にとっても、それほど大きな負担を強いるものではないと思ってもらえるのではないでしょうか。

それを実現させるためには、電話がかかってくる仕組みだけは整えておくことが必要です。それは、誰かのかけた電話がそのときに対応可能な相談員の誰かにアトランダムにかかる、それを受ける相談員は空いている時間として登録したその時間にのみ受ける仕組みです。

登録も、その日その場の都合で、今からなら電話を受けられますという柔軟性をもった仕組みにしておけば、ハードルが低いものになるでしょう。

また、そうした相談に応じる人たちに、納得できる収入が保証される仕組みも考えていかなければなりません。それがこの仕組みを現実のものとする大きなポイントとなるでしょう。

また、看護現場のような長時間の仕事は無理でも、一日に一〇分や二〇分程度であれば専門職として何か人々の役に立ちたいと考えている人たちにとっては、社会貢献の達成感と自らの生きる意味を見出すことができる場をつくりだすことにもつながるのではないかと思うのです。

居場所づくり

第二の居場所のことですが、介護の対象となる地域の高齢者のためのそれは少なからず設置されています。それに比べてがんサバイバーのための居場所は極端に少ないです。その差は、それぞれの地域における生活状況が可視化されているか否かにあると思います。

がんサバイバーには高齢者だけでなく、治療と仕事の両立支援の対象となる現役世代から、就労前から育児期に至るＡＹＡ世代もいれば、小児がんの子どもたちもいる

から可視化しづらいからでしょう。

ＡＹＡ世代という言葉はご存知だと思います。Adolescent and Young Adult（思春期・若年成人）の頭文字をとったもので、おもに一五歳から三〇歳代までの世代を指しています。がんサバイバーのなかでも、この世代は決して少数ではありません。罹患率と人口から推計したＡＹＡ世代のがん罹患者数は、国立がん研究センターの統計情報によると、一五〜一九歳で約九〇〇例、二〇歳代で約四、二〇〇例、三〇歳代で約一六、三〇〇例とされています。[1] 前述したラベンダーリングでも（四〇ページ）、ＡＹＡ世代のサバイバーの人たちが、嬉しそうにメイキャップして写真に収まっていました。この世代は、学び方・働き方において充実したサポートが必要です。そして、それより上の世代になると、日本型の年功序列組織の特徴で、管理職として働く人が多くなります。ＡＹＡ世代を合わせた全人口におけるがん罹患者推計は二〇二一年時点で一、〇〇九、八〇〇名と見積もられています。[2] 勤労世代を含めて一〇〇万を超える人が罹患しているのが、がんです。この幅広い世代をケアするにあたっては、高齢者介護とはまた別のさまざまな仕組みが必要となってきます。

そのひとつが居場所の問題です。地域の見守りのなかにおいて高齢者の居場所はおもに自宅及び介護施設でしょう。しかし幅広い世代にわたるがん患者の場合には居場所はさまざまです。そのなかには職場もあれば学校やあるいは家庭もあります。がんサバイバーへのケアはそれらの場所を訪問し見守るというのではなく、それらの人々の居場所が日常的に守られるような仕組みが必要となってくるのです。

①街中に居場所をつくる

先日、私の家の近所にもがんサバイバーがつねに訪問でき、そこで安全な居場所を得られるマギーズのような場所が新しくできました。神戸なごみの家(3)が兵庫駅前に開設した「なごみサロン」です。私もさっそくそこに行き、静かな環境のなかで自分と向き合う環境を身近で得られたことにほっとしました。

そのような場所がまずは各県にひとつずつ、理想は普段の日常の場の徒歩圏内に何箇所かあることです。以前イタリアを訪れた夫が、どんな街にも、小さな村にも小劇場があることに驚いたと話してくれました。日常のなかに演劇が息づく文化を感じたと言っていました。イタリアの小劇場と同じように、日本のあちこちに、がんだけでなくあらゆる病を抱えた人が静かに自分の時間を過ごす、そんな場があったらいいなと夢想した次第です。

たとえば、国際空港や国際列車の発着する駅などへ行くと、プレヤールームとよばれる祈りの部屋が用意されていることがあります。日本の国際空港にもあります(4)、ご存知でしょうか。また米国ジョージア州アトランタにあるキング牧師の墓前には、池の真ん中に浮かぶキング牧師の棺と永遠の灯火を見ながら、ひとりで静かに祈りを捧げる小部屋が設けられています(5)。人々は、自由に自分自身の内面と向き合う時間をそこで得るのです。

がんサバイバーに限らず、全ての人にそのような静謐《せいひつ》な時間が生活の場のすぐ近くに保証されていたらどんなに素晴らしいことでしょう。

②個人に戻れる場所

社会や家庭のなかで役割を担って生きていると、どうしても自分が個人として本当に望んでいることは何なのかを見失いがちです。それを見失わないためにも、忙しい社会生活の合間にひとりで考える時間、人から影響されない時間、自分の内面の声を聞く時間が必要だと考えます。

ここでいう個というのは孤独ということではありません。人はつねに社会や家族といった外面と、哲学的な内省をする内面との間を、一日に何百回も往復しながら自分を更新し続けているものではないでしょうか。それが外面のみにとらわれて深く内省する時間を得られなかったとしたら、役割を遂行することが社会貢献に結びついていると理解してはいるものの、神経をすり減らすだけのものになってしまい、いったい個としての自分はどこにいるのかわからなくなってしまうのです。そのことが「自分の人生を生きられていない」という喪失感につながります。

だからこそ、人が個に戻れる場所が必要なのです。私はがんになって初めてそのことに気がつきました。

③緩和に必要な四つの居場所

緩和ケアにも居場所が必要です。できれば徒歩でアクセスできるところで次の四つの種類の居場所が必要だと思っています。第一に緩和の小部屋、第二に祈りの小部屋、第三に緩和の広間、第四に祈りの広間。これらは四種類の内面と向き合う場です。緩和と祈りに、機能によってスペースで小部屋と広間と分けましたが、目的は同じ、個として考えることのできる場所です。

・ひとりの個人に戻れる場所

第一の緩和の小部屋と第二の祈りの小部屋は、ひとりで自分の内面と向き合うスペースをイメージしています。部屋のインテリアは、個人が背負っているさまざまな役割から解かれ、リラックスできる工夫が必要でしょう。自然を感じられることも必須だと思います。なぜならば社会ではさまざまな役割をもたされている人間も、自然のなかでは他の生命と共に生きる一個の生命に戻ることができるからです。

私の大好きなマギーズやCancer Support 神戸なごみの家にもこうしたスペースがあります。医療者からも家族からも、スタッフからさえも遮断されたひとりきりの、ぼんやりできる空間です。時にはそこでひとりで泣いたり、あるいは大声を上げて何かを責めてみたり、そんなことが可能になるような空間です。

緩和の小部屋に必要なものは、仕切られている空間というだけで、さほど大きな設備投資も改築費用もいらないことがポイントです。

一方の祈りの小部屋は、どれほど大きな声で祈りの言葉を唱えても、あるいは誰かを責め立てても、さらには大声で嘆き悲しんでも、誰にもそれが聞かれないという安心を担保されるべき空間です。そのためには防音材、ノイズキャンセリングなど物理的あるいは電気的に音を中和するシステムを設置しなくてはなりません。当然、設置費用や改築費用などが生じます。

・多数のなかで自分と出会う場所

第三の緩和の広間とは、国際空港にある祈りの部屋を思い浮かべてください。さまざまな人がさまざまに思いを巡らせているなかで、誰にも干渉されることなく自分自身の内面へと向き合う自由と場を確保されている、という空間です。これがなぜ緩和になるかというと、悩み苦しんでいるのは自分だけではないということを、他者の存在を視野に納めながら感じることができるという点にあります。ただし、ここでは、誰もが無言でいることが条件です。

第四の祈りの広間とは、無言ではなく、それぞれに好きな祈りの言葉をふくむ独り言をも発することができる部屋です。しかも発する言葉について誰からも制約を受けないということ、ここが重要なポイントです。先立った家族や大切な人に向けて言葉を発したいと思う人もいるでしょう。私なら亡父の形見を握りしめて語りたいと思うような気がします。ここでは誰に気兼ねをすることもなく、自由に振舞えるという感覚を得ることが大切な視点になると思います。

第２章

組織と制度づくりを

社会資源としての緩和ケア
──町内にある教会や寺社などを視野に

これまで述べてきたような居場所ですが、物理的にそのような空間が設置可能な場所はあるでしょうか。私の提案はこうです。日本ではどこの町内にも、寺社や仏閣や教会を見つけることができます。いくつもあるさまざまな宗派や宗教のなかから、これらの空間を提供してくれる宗教団体を見つけるのです。

その場合、空間自体は誰にでも気兼ねなく利用でき、かつ宗教者はその人の内面にはいっさいかかわらず布教も行わないという条件付けが必要です。宗教の反社会的特質がマスコミで取り上げられる昨今ですが、そうしたマイナスイメージを払拭して、宗教が現代社会に地歩を固めるつもりがあるなら、こうした取組みはあらゆる宗教団体が思想の垣根を越えて実現するメリットがあると思いますし、そうしてほしいと期待します。

そしてこれが、日常生活における緩和ケアを「あって当然」だと感じられるような、当たり前の社会資本へと深化させていく一歩だと思っています。

無理だと思われるでしょうか。いいえ。すでにこうした目的のために建物を開放している寺院は、大阪府看護協会の「まちの保健室」(6)の例があります。そのような環境を全ての人が徒歩圏内あるいは車椅子移動圏内にもつのが理想だと思います。

また、居場所といえばすぐに思い出す高齢者見守りの市民参加型モデルがあります。永源寺モデルと呼ばれているのがそれです。滋賀県東近江市の永源寺地区にある永源寺診療所を中心に継続されている取組みで、地域の高齢者の介護を医療福祉関係者だけでなく、地域に住む隣人もまじえてケアプランを立て、実行していくという見守りの仕組みです。

そこでは、医師・看護師・介護士が、高齢者宅に訪問を行うのと並行して、地域の郵便配達員や民生委員、時には警察官などが高齢者の生活の見守りを行っています。そこで得られた情報は共有され、ケアに活かされる仕組みがつくられており、これは介護の仕組みとして非常に有効であると思われます。

永源寺モデルに特徴的なのは、医療が地域に暮らすあらゆる人を巻き込んで連携をとり、高齢者の生活の実情と変化を日々見守っているのが特徴です。がんサバイバーについても、これと同じようなケアの輪があれば、どれほど安心かと思います（⬇コラム）。

がありました。地域の方々へインタビューしたところ、「花戸先生おひとりで、よくあれだけのことをしておられると、本当に感謝しています」という言葉が聞かれました。組織ではなく個人名で信頼が語られていることが、在宅医療の根幹にかかわる大事な要素だと思います。

近年、在宅医療のシステム化が進み、個人から組織に移行する在宅チームが増えていますが、花戸医師の挑戦は、こうしたシステム化に疑問を投げかけるものだと思います。

「地域まるごとケア」の概念について、花戸医師は次のように定義しています[2)]。「老いや病を支えるための医療・介護の連携（Integrated care）と、地域コミュニティの中で支え合い（Community based care）がうまくつながり合うことです」[3)]。

信頼の対象となる個人が「顔を見知った」専門職としてつねに居宅に訪問できる体制をつくるだけではなく、専門職以外の「顔を見知った」近隣住民との「緩やか」な連携を構築することが、在宅医療において重要なことだと思います。

1）南日本新聞 2018（平成 30）年 6 月 8 日付「くらし」欄
2）NHK 解説委員室「これからの地域医療を考える
3）『地域まるごとケア』とは」（視点・論点）2018 年 3 月 15 日
http://www.nhk.or.jp/kaisetsu-blog/400/292299.html

コラム

永源寺の「地域まるごとケア」

滋賀県東近江市の平野がやがて山へ向かって狭まっていく愛知川の中流域に、永源寺地区がありそこに永源寺診療所があります。かつては御在所岳の北側から尾張に抜ける八風街道の要所でしたが、現在は過疎化が進み、山上地区の医療圏の人口は5,400人、高齢化率は35%を超えています。

永源寺診療所所長の花戸貴司医師は「地域まるごとケア」を提唱し、地域包括ケアシステムをさらに包括する取組みを地域内で行っています。在宅医療の顕著な成功例として注目を集め、全国から見学者が後を絶たないことから、訪問者向けのレストランを診療所の隣に作ったほどです。

花戸医師のリーダーシップのもと、地域の在宅医療を支えるのは、「チーム永源寺」とよばれる多職種連携の会合であり、民生児童委員、市職員、警察官、消防士ら多様な専門分野からの参加を求めるだけでなく、さらに商工会員や地域おこし協力隊といった非専門職によって、地域の健康を支えるための「緩やかな連帯」[1)]が成立しています。その緩やかさを象徴するのが、「顔の見える近隣の人たち」が、「ちょっと気になる」を共有することです。

私は、以前、研究のために永源寺地域を訪問したこと

人を守るための組織と制度

①緩和ケアの視点からの政策立案

　がん患者が活用できる社会資源については、経済的負担軽減策等さまざまな公的制度があります。ソーシャルワーカー等により、入退院支援センター、がん相談支援センター等の場で紹介されていることが多いなか、私が注目している制度は、アピアランスケアのひとつ、ウィッグに関する助成金です。脱毛は、見た目から病気を公表することになる点で、社会関係性の痛みにかかわるものです。高額のものが多いため、夏目雅子ひまわり基金(7)など民間の支援もあります。民間保険の特約でサポートされるものもありますが、ウィッグとは一見気がつかない秘匿性や耐用性が高いものになると数十万円と高額で非常に負担が大きいので、やはり公的な支援が必要だと思います。

こうした支援策の根本となる考え方として、私はこう考えます。

本来、まず人がいて、その人たちの便宜を図るために国家をはじめとするさまざまな集団と機能が生まれ、存在している。つまり先に国や集団があるのではなく、人を守るためにこそあらゆる組織は存在する、これが組織の本来のあり方だと思うのです。

だとすれば、そこに所属する人が苦しんでいるのならば、その苦しみを和らげる方向に向かうのが当然の組織のあり方ではないでしょうか。苦しんでいてかわいそうだから、お情けで救ってあげようなどという考えを組織運営する側がもったとしたら、本末転倒であることは明らかです。

行政だけではありません。医療の本来の使命は、患者の苦痛を除き安心を与えるところにあるはずです。そうであるならば、緩和ケアこそが医療の本質に最も近い存在であり、すべての患者が緩和ケアにアクセスできるようにすることが、医療者がなさねばならぬ仕事です。しかし現状は異なることも少なくないようです。

緩和ケアが何か特別なことであり、そこへのアクセスが患者の側からも医療者の側からも壁を越えなければたどり着けないかのような錯覚に陥っていることが、私たちがん患者を苦しめる医療の問題のひとつではないかと思えます。

②地域まるごと緩和ケア

緩和ケアを当たり前の社会資本へと深化させていくことは、医療界だけでなく社会全体の幸福度を上げていき、日常に穏やかさと活気と希望をもたらすために必要だと考えています。しかし、医療における緩和ケアの重要性さえ、私の周りではまだまだ知られていないのが現状です。私の友人たちに聞くと、緩和ケア外来を利用しない理由は「病院で紹介されなかった」「そんなよいものとは知らなかった」という声もあります。緩和ケア医自身からも、「私は緩和ケアを専門としているわけではなく、自分の専門に加えて緩和ケアを担当しているので、どのタイミングで緩和ケアに移行させるか、主治医との調整がとても悩ましい」という声も聞きました。

それならいっそう、緩和ケアを医療だけに任せるのではなく、地域まるごとを緩和ケアの場として考えるのはどうでしょう。前述した緩和に必要な四つの場を提案した意味も、ここにあります。医療は地域の社会資本の一部として、医療ができる分野での緩和ケアをするのです。医療ができる分野と書いたのは医療以外の分野も緩和ケアに資するところがあると、私は信じているからです。

宗教団体が全ての人に対して個人に戻れる場を提供することを提案したのも、「緩和ケアの社会化」のひとつの案としてのものでした。

第3章

差別を「恥」とする文化をつくり出す

一流の管理者とは

次に、あらゆる病や障がいを差別へと結びつけるのを「恥」とするような文化が必要であると考えたことについて触れたいと思います。

世の中の多くの制度は、原則や理念に基づいて、それらがより公正に実現されるために必要なものとして設計されています。こうした制度設計は、それが運営されていく過程で、そもそもの目的や理念がいつの間にか薄らいでいき、制度の効率的な運営や維持のみに関心が移ってしまうことがあります。その結果、制度は存在するものの、活用したいと思う当事者の思いとは別の結果を生むことがあるのです。

たとえば、職場に治療と仕事の両立支援に関する制度があったとしましょう。制度を活用している人を差別的に対応してしまうことがあり、結果的に活用しないほうが精神的に平静を保たれるということはよく聞く話で、私もそれで悩んだことがありました。

私たち看護管理者は、つねにこうした課題に取り組んできました。そこで自分たちへの戒めとして、こんな話をよくしていました。「三流の管理者は、問題を全て個別事例としてのみ捉えて解決のために膨大な時間を費やし、本来の管理業務にまで手が回らなくなる。二流の管理者は制度をつくって効率的に組織を運営するものの、対話が減り、制度維持のために息苦しさも同時にもたらす。それに比べると、一流の管理者は文化を創ることで組織の平和とそこに属する人たちの安心を確かなものにする」。だからこそ、個別対応や制度づくりも大切ではあるが、それだけでは足りない。最も大切なのは文化なのだ、とよくいわれるのです。

よく「これをこんなふうにするのはうちの組織の文化なんだから、早く慣れなさい」という指導を現場で行っているのを耳にしますが、これは文化とはよべないものです。

それでは一流の管理者が創る文化というのはなんでしょうか。

「文化」とは何か

文化というのは、現場の状況に応じて、どうすれば患者にとって最もよい看護ができるのかということを工夫し、その工夫が積もり積もって文化とよばれるものになっていったものであると私は考えます。

たとえばナイチンゲールが戦場での傷病兵のあまりにも悲惨な看護現場に驚き、どうすればより人間的な看護ができるのだろうかと考えて工夫し、その結果が『看護覚え書』(8)として現代に伝えられています。そのように自分が工夫したこと、仲間が工夫したこと、それらを尊重し、それらの意味を深く理解し、それらは患者にとって適切な行為であるかどうかをつねに問い続けること、これが「文化」というものの内実であると思うからです。

それとは逆に自分なりの工夫をしようとする看護師に対して、「あなたのやり方は違う。私たちの文化はこれです」と、まるで規則か罰則であるかのように、それまでのやり方を押しつけるのは文化とはよべないものなのです。もちろんこれまでの経験則や得られた試験のなかには必ず真実というものが含まれていると思いますが、それはこれまでの事例において結果をだしてきたというだけにすぎないものであり、そこに甘んじて工夫を怠ってしまうどころか、工夫を抑圧したり変化を嫌う風土をつくり上げたりすることは、もはや文化とはよべません。

「仕組みや制度というのはつねに劣化する危険を含んでいるのだということを意識しておくべきだ」、これが、私たち看護管理者が日頃から肝に銘じていることです。仕組みや制度というものは、ある意味で他律的なものです。仕組みや制度は何によって維持されているのかというと、賞罰を根本とし人の名誉欲や恐怖心を利用したものであり、その意味において人間を根源的に尊重するものではありません。

他律的な方法によって、何かを成し遂げようとするのは限界と無理があるのです。二流の看護管理者が制度をつくって文化をつくらないと皮肉られるのは、このことに気づいていないからなのです。

人間中心の文化を

患者に対しての支援が多様性に富み、また痒いところに手が届くような配慮の行き届いたものであったとしても、それを運用するのが人間である以上、制度や仕組みには限界があるのだということを見極めて、制度や仕組みだけに頼らない配慮も必要です。というのは、「支援」と名乗っていても、本来の趣旨からかけ離れたところで受益者であるはずの人に対して苦痛を生じさせたり、圧迫を加える手段になってしまう危険性がつねに伴うのです。

「支援」が支援とは真逆の働きをすることを回避するためには、制度運用者の監視などを含め、さまざまなことが考えられますが、もう一段高い観点に立って考えるべきだと私は思うのです。もう一段高い観点とは、賞罰に対しての期待や恐怖という動物的感覚に基づく他律的制約を課するのではなく、より自律的かつ他者への貢献の喜びに彩られた積極的な助力が当たり前である社会へといかにして変えていくのかということです。これが「文化」です。

「文化」はナラティブから生まれる

「文化」というものを相対的に制度の上におくという考え方は、ともすると抽象的な概念や具体性を伴わない理念のようなものになってしまう可能性があります。しかし、私が考える「文化」とはそのようなものではなく、むしろ現場での知見や看護師としての職業倫理に基づいた判断および経験の蓄積によって醸成されるものです。

もし「文化」が現場での経験値や試行錯誤から離れたものになってしまっていたとしたら、そこから創意工夫を重ねて文化を更新していくという作業自体ができなくなってしまいます。

ですから大切なことは、現場で悩み苦しんだ末にとった行動を皆で共有し、あの時はあのような行動でよかったのかというリフレクションを、おもに倫理面および自分たちが目指している看護の点から繰り返し行い、そこで得られた知見を文化のなかに組み込んでいくという作業であると考えるのです。

このように考えてくると、現場の語りがいかに大切かということがわかると思います。看護の現場で日々起きていることは、倫理的な痛みを伴うものであり、倫理的な痛みを伴うということはすなわち、人間が人間に対して果たしてこのような行動をとってよいのかという悩みが発生することを意味します。つまり看護の現場で起きていることは、「人とは何か」「命とは何か」という根源的な問いを含むものなのです。

次の部では、自分自身が看護の現場で経験してきたことを事例をとおして書いてみたいと思います。

引用・参考文献

(1) 国立がん研究センターホームページ（小児・AYA時代のがん罹患）
https://ganjoho.jp/reg_stat/statistics/stat/child_aya.html
(2) (1)に同じ
(3) 神戸なごみの家ホームページ
http://www.kobe-nagomi.com/index.htm
(4) 成田空港ホームページ（礼拝堂）
https://www.narita-airport.jp/jp/service/svc_79
(5) 在アトランタ日本国領事館ホームページ（マーティン・ルーサー・キング・ジュニア歴史地区）
https://www.atlanta.us.emb-japan.go.jp/nihongo/MLK.html
(6) 大阪府看護協会-まちの保健室
https://www.osaka-kangokyokai.or.jp/
(7) 夏目雅子ひまわり基金ホームページ
https://www.himawari-kikin.com/

(8) フロレンス・ナイチンゲール、湯槇ます他訳：看護覚え書—看護であること看護でないこと、第八版、現代社、二〇二三

第4部

学びあっての私の人生
——生きることと学ぶこと

第1章

私の新人時代の語り(ナラティブ)から

私が担当していた病室の入院患者に、遷延性意識障害の方がいた。ある日、体位変換の際、窓側に向いたときだけよい表情になったように私には見えた。そのため、ストレッチャーで散歩に連れ出してはどうかと担当医師に相談をしてみたところ、強く反対された。しかし私はそれが正しいことであると感じていたので、なおもしつこく食い下がった。反対する理由は、「何かあったらどうするのか」「誰が責任をとるのか」というものだったので、「それなら私が責任をとります」と言ったところ、渋々認めてくれた。

ご家族は、まさか外に出られるとは思っていなかったのか、うれし涙を流され、「あなたの姿は仏と見えし…」という和歌を色紙に書いて送ってくださった。その後、患者の反応が劇的によくなり、「あー」という声を初めて発した。散歩の後、患者の反応がよくなってから、病棟では「散歩は効果があるらしい」「散歩に連れて行くと、ご家族も喜んでくれる」という話が広まり、他の患者についても散歩をすすめるようになっていった。リハビリ現場も積極的にそうした行為を導入するようになった。

ナラティブから何を読みとるか

先に文化というものは画一化を嫌うものであり、現場の実践知の集積であると書きましたが、それらが如実に現れるのがこうした語りであると私は考えます。

しかしながら、場合によっては、語りを分析しそこに含まれている真実とは何かを考え、それを経験値として残そうとする行為のなかに、何か大切なものを振り落としてしまっている危険性すらあると私は考えます。

だからこそ生《なま》の語りが大切なのであり、私のつたない経験から読み取っていただきたかったことは、私の思いつきがいかによいことだったのかではありません。私がどんな思いでその思いつきを実行に移したのか、またそれがどんなふうにして私がいた病院全体に広まっていったのかという、とても散文的な事実なのです。しかし、そこにこそ「私の大切にしたい看護」があるのです。

「痛み」の語り

このような看護実践を通しての語りは、看護師としての職務の上での経験を文化へと昇華させていくために大切なものですが、それとは別に看護現場でわれわれが接する患者さんの語りのなかに見出すことができる「痛み」の語りというのが、私が注目したいものです。

「痛み」には病に由来するものだけではなく、他者との関係において生ずる「痛み」、すなわち「存在の痛み」というものが存在することを、私自身ががんになって痛切に考えるようになりました。

これを書いている間にも私のがんも進行しています。毎年再発を告知され、とうとう遠隔転移にいたりました。抗がん剤治療は、昔より副作用対策は研究されているとはいえつらいものです。最初の治療は「これさえ乗り越えたら完治できる」との思いで必死に治療と向き合ってきました。しかしながら、再発、再々発となれば、「あんなに頑張ったのに、なぜ……」という徒労感がこみ上げてきて、自分の努力が無駄に終わった脱力感に苛まれます。

そして、遠隔転移を知らされたときは、自身の身体が、自分ではコントロールできないゾーンに入ったのだという絶望感に襲われました。毎月の限度額上限に達する治療費や、仕事との両立に追われることに疲れ果ててしまい、「どうせ何をやっても無駄」「生きている価値がない」とさえ思うようになりました。このまま消えてなくなりたいと思うこともしばしばありました。

ここでは、「生命」を至上のものとする哲学の普及と、「いかに生きるか」について、私の思いを書いてみたいと思います。

がんサバイバーである私にとって「生命」とは、客観的に観察されるような遠い存在ではなく、「いのち」と訓《よ》むことで意識される限られた可能性です。

がんサバイバーになって否応なしに気づかされることは、がん治療の先にあるものは、「回復」や「復帰」ではなく、「いのちの終わり」だという冷厳な真実です。そうした意識が、がんサバイバーとしての私のすべての価値観の根幹になっています。だからこそ、その終わりの日までを大切に生きたいと、涙と悔恨と感謝のないまぜになったなかで苦闘する日々を送っています。

そのような日々がたまらなく愛おしく思える瞬間があります。そのときに思うのです。「ああ、この感覚からすべてを発想できれば、どんなによい人生に、そして社会になるだろうか」と。これが「生命」を至上のものとする哲学の普及、と私が書いた意味です。

学ぶ苦しさと楽しさ

自分の人生を愛おしく思う瞬間に、つねに意識に上ってくるのは学びの喜びであり、一緒に学んだ人たちとの思い出です。私の人生から「学び」を除いてしまったら、どんなに寂しく渇き切った人生になるでしょう。

学んでいる最中は苦しいこともあり疲れることもあります。しかし、後で振り返ってみると、結果より学びに苦闘していた過程そのものが宝の思い出になっていることに気づくのです。

ちょうど登山の醍醐味が、頂上を極めることよりもそこに至る険路で吹き出る汗や、深雪をラッセルしながら吸い込む冷気の清々しさや、道端で出会った草花の健気

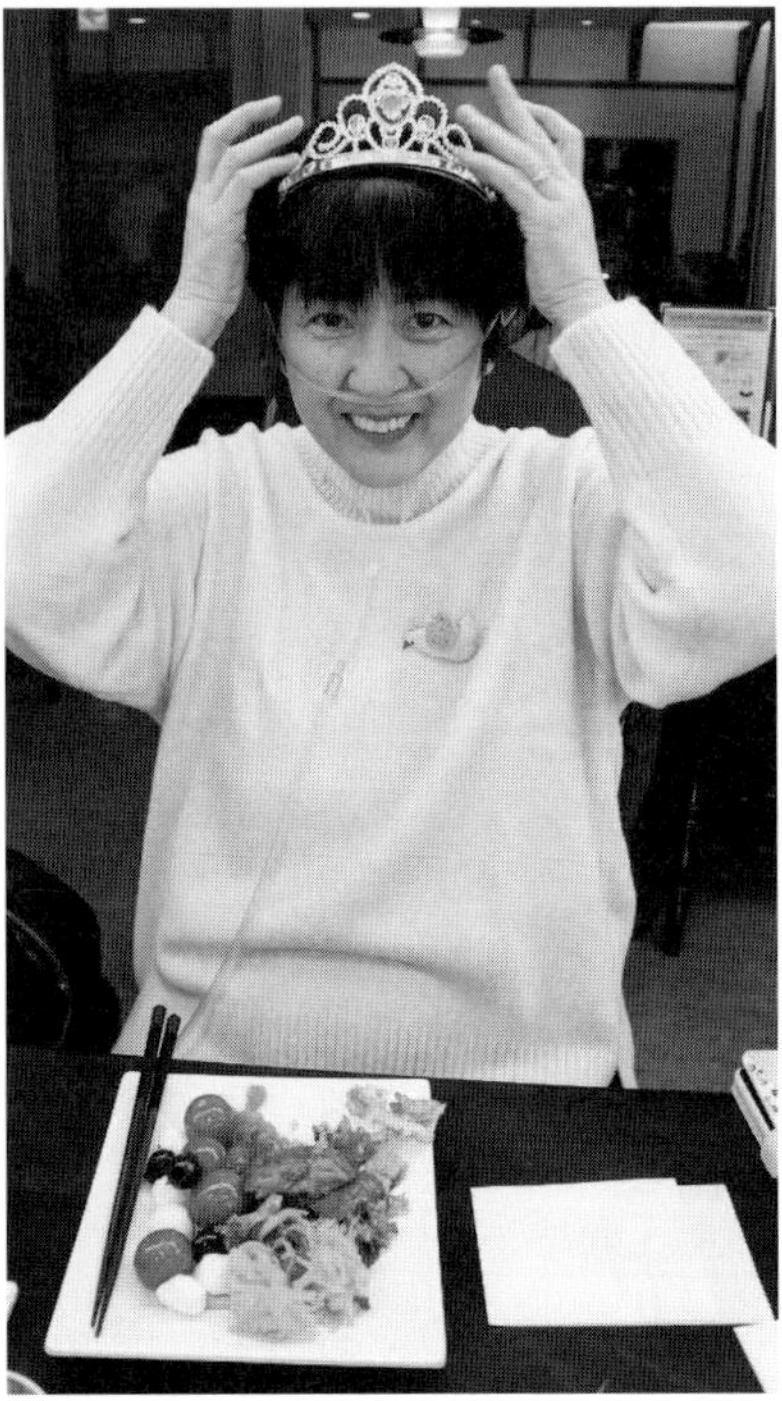

標高1500ｍの長野県上高地にて。緩和ケアチームの皆が、この日の山歩きを実現するため、あらゆる手立てを考えてくれた。被ったティアラは皆への感謝の宝冠

さや、坂の上のはるか先の高い空に見える澄んだ深い青空や、そういった思い出の集積であるのに似ています。私が登山に惹かれるのは、学ぶことと似ているからなのかもしれません。

がんになってから「学び」に助けられたことが数限りなくありました。「学び」な

しに私の生き方は語れないと思っています。そう思うに至った道筋と病を得てからの「学び」の変化を、私自身のナラティブのなかで探ってみたいと思います。

なぜ看護を選んだのか

看護師という仕事を選ぶきっかけとなったのは、小学校の保健室の先生でした。保健室の先生は、よく看護学生時代の苦労や看護師国家試験で苦労したことを話してくれました。苦労したと言いながら、とても爽やかな笑顔を見て、私はこころが晴れ上がっていくような気持ちになりました。それが、看護に惹かれた最初の瞬間でした。

それ以来、近所の医院に行くたびに優しく迎えてくれる看護師の存在を意識するようになり、憧れを抱いたのでした。看護師になれば、体調がすぐれない人、困っている人に対して私にも何かできるかもしれないと思うようになりました。それからは、曖昧でぼんやりした明りに包まれていたように思っていた世の中が、澄んだ秋空に連なる山々のようにはっきりとした輪郭を見せ始めたのです。私は小学校の卒業文集には、「恵まれない子どもたちに愛の光を与えたい」ので保母（保育士）になりたいと書いていました。何か人にしてあげたいという思いはあったのでしょうが、漠然としたイメージがあっただけでした。

看護師という職種で働く人の話を聞いて、ようやく目指すべき道を見つけたのです。

看護学生時代

看護学生時代は理想の職業に近づいていけているという実感がありました。それにしても忙しかったです。アルバイトをしながらの学業だったこともあり、勉強の時間をつくるのに必死でした。疲れ果てて電車に乗るときなど、少しでも眠りたいと思いました。優先座席の前にたまたま立ったときなどは、優先に該当する人を示した掲示のなかに「看護学生」が入らないものかと夢想したほどです。

ときには、授業についていけず苦しかった日々もありました。努力しても努力しても、絶対的に時間が足りない。そんな思いは、この頃から今に至るまで続いています。

実習では自分の人間性を直視させられる出来事もしばしばありました。今は、看護を選んだからこそ、倫理的な痛みに直面したのだと思えますが、当時はとても落ち込んだものでした。また、時間を見つけては図書館に行き、看護に限らずあらゆる本を借りて読みました。

よくこれだけハードな学生生活を送れたなと、今更ながらに思いますが、多くの学びを得て充実した日々だったと思います。

第2章

学ぶことで得られた自由と新たな出会い

「不自由」からの脱却は、学ぶこと

看護学生時代は知らないことがわかっていく楽しさ、知的好奇心のエネルギーが猛烈に爆発していた時期だったと思います。ぐんぐん知識を吸収し、そのたびに感じていたのは「自由」でした。何からの「自由」を感じていたのか、今考えてみると無力からの自由だったようにも思いますし、知の地平線が広がっていくことで狭い知から解き放たれた自由だったようにも思います。

しかし、やがて看護の現場、看護管理の現場を経験するにつれて、何度も「不自由」に閉じ込められる感覚に息苦しい思いをしました。どうしようもない崖が目の前に立ちふさがっているような思いでした。崖を登りきればその先には道があるのに、崖を登る道筋が見つからないように感じられたのです。

そんなときに私がとった道は、「学ぶこと」でした。学ぶことで「自由」が得られるという感覚が、その後の人生を大きく開きました。当時、幸いにもある勉強会に出合いました。現実の課題を前に、学び、議論し、行動し、変えていくという健全なサイクルを生きている有志の勉強会です。忙しい看護現場の合間を縫って、そうした有志の人たちが集う勉強会に出かけて行っては自由を感じながら帰路についたものでした。

勉強会では、絶望的な課題を前にして、悔し涙を流しながらも学ぶことを止めないメンバーたちの姿勢にいつも勇気づけられていました。登山にたとえれば、身の丈ほどもある藪《やぶ》をかき分け、いったい自分がどっちを向いて進んでいるのか不安になったときに、時折現れる岩峰や大木を見つけてはよじ登り、どこまでも続く藪の遥か彼方に登るべき山群を見出す感覚に似ていました。

のちに看護管理という学問の分野で私の師匠になる方にも、この勉強会で出会いました。その方の生き様や現実を見つめる透徹した眼に憧れ、またそういう方が看護管理の現場を見守ってくれているという感覚に、とても安心したのを覚えています。

看護系大学院での学び

看護管理という自分自身の課題に、どうしようもないくらいに行き詰ったときがありました。そんなときも、私を支えたのは「学び」であり、まだ学ぶチャンスがあるという希望でした。私は看護系の大学院に行く決心をしました。

ちょうどそのタイミングで、勉強会で出会った看護管理学の先生が近くの大学院に赴任してこられたのです。私はその門を叩き、幸いにも入ることを許されて、苦しくも清々しい大学院生の道を歩くことになったのです。看護学生時代に戻ったように、来る日も来る日も深夜まで文献を読みあさり、書いたものを先生に見てもらってはダメ出しをされ、泣きながら大学院の坂を下ったこともありました。それでもまた翌日には、徹夜で腫らした眼を希望に輝かせて大学院への坂を登る、その自由の感覚に胸が躍ったものです。

先生からは「その課題に取り組む社会的な意義は何か」「なぜそう考えるのか」「なぜインタビューでその質問をするのか」「なぜそのような表現をするのか」「なぜそれが妥当な推論だと言い切れるのか」など、次々に「なぜ」を浴びせかけられました。轟々《ごうごう》たる滝に打たれる思いで、それでもほとばしる水流を避けずに滝の上を目指して崖をよじ登っていくような充実感のほうが、「なぜ」に答えられない悔しさや苦しさよりも上回っていたのです。

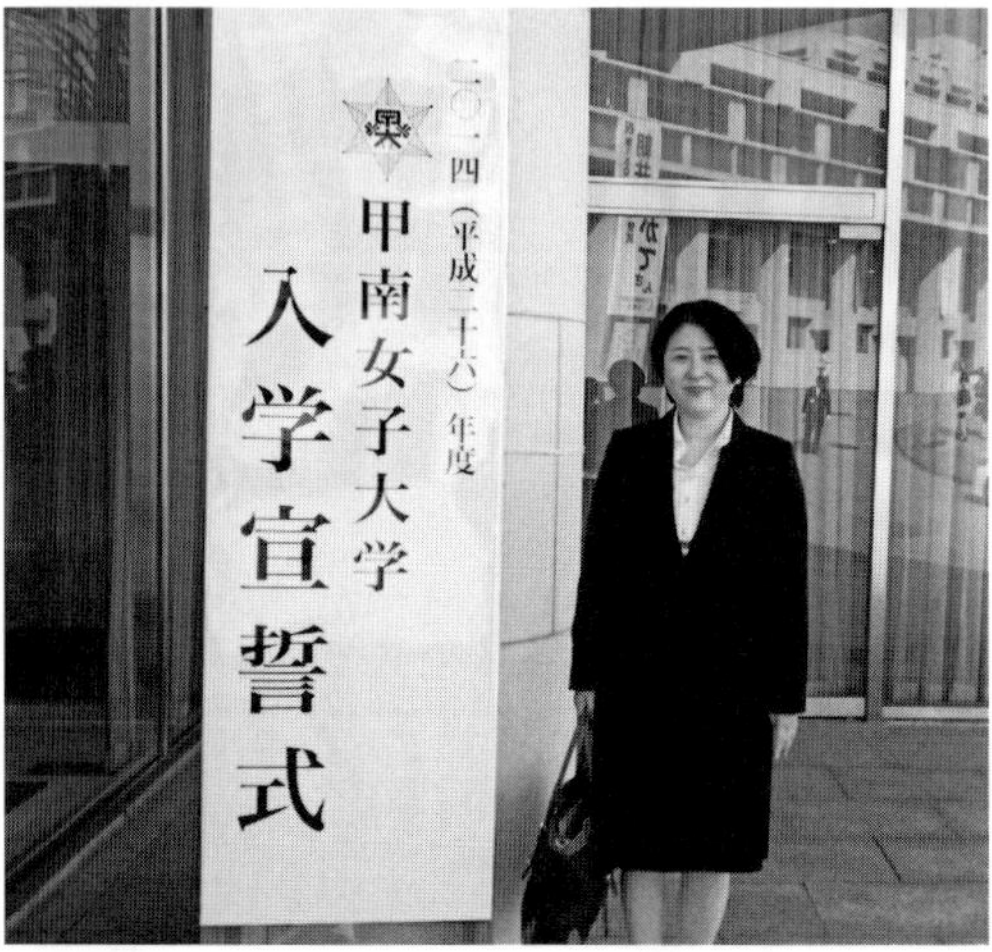

甲南女子大学看護大学院では、青山ヒフミ先生から人間性に根差した学術の厳密性を学びました。ますます看護が好きになりました

経営大学院（ＭＢＡ）での学び

看護大学院を修了して、新たな看護管理の現場を得た私が次に直面したのは、経営と現場のはざまで押しつぶされそうになっている看護をどうするかという難題でした。看護組織を十全に回すだけでは看護管理の責務は果たせません。悩んだ末、今度も解決の方途として選んだのが「学び」でした。医療経営系の社会人が集まる経営大学院（ＭＢＡ）で、自分の課題を解決する糸口を見つけられないかと考えたのです。

看護系の大学院では看護という文化を同じくする人たちと議論し支えあい、学びを進めていきましたが、ＭＢＡに集う人たちは文化も職種も全く異なる人たちばかりでした。そこで看護の立ち位置と、看護の視点からだけでは解決できない諸課題の存在に気がついたのです。

それまでは看護という山脈を目指して登ってきたものが、その山脈を抱える広大な国土にも目が向けられるようになったのです。毎週の演習が新鮮で楽しいものでした。

さらに演習を終えて指導教員を中心に街に繰り出し、賑やかな酒宴のなかでしみじみと語らうひとときがどれほど私の心を癒したか。ＭＢＡの仲間は誰もが人と人とのつながりを大切にし、持ちつ持たれつの関係を大事にしていました。ビジネスをすすめていくためには人間的な視点が重要なのです。驚嘆する思いで仲間の話を聞きました。看護大学院とは違った意味で充実感に満ちた日々でした。

こうしてふたつの大学院へ行き、そこで得た最大のものは「師匠」と共に生きる感覚だったと思っています。師匠の下に集った仲間として、多くの友人も得ました。それも師匠を中心とした「学び」の輪があればこそ。

「師匠」をもつ生き方がこれほど充実したものだとは思いませんでした。「学び」とはこのためのものだったかと納得しました。

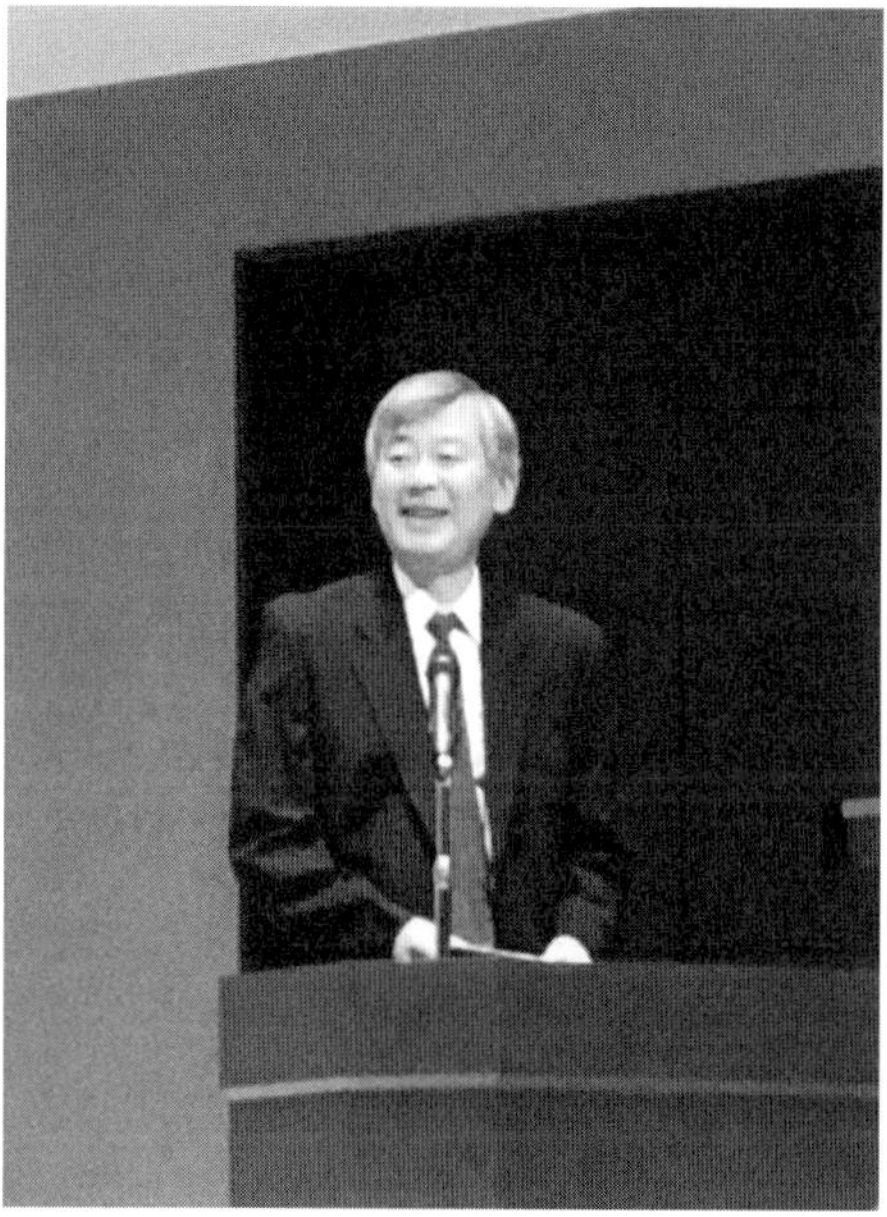

関西学院大学経営大学院では、佐竹隆幸先生から人間的なつながりが組織を健全にすることや、学問が人を救う手立てになることを学びました

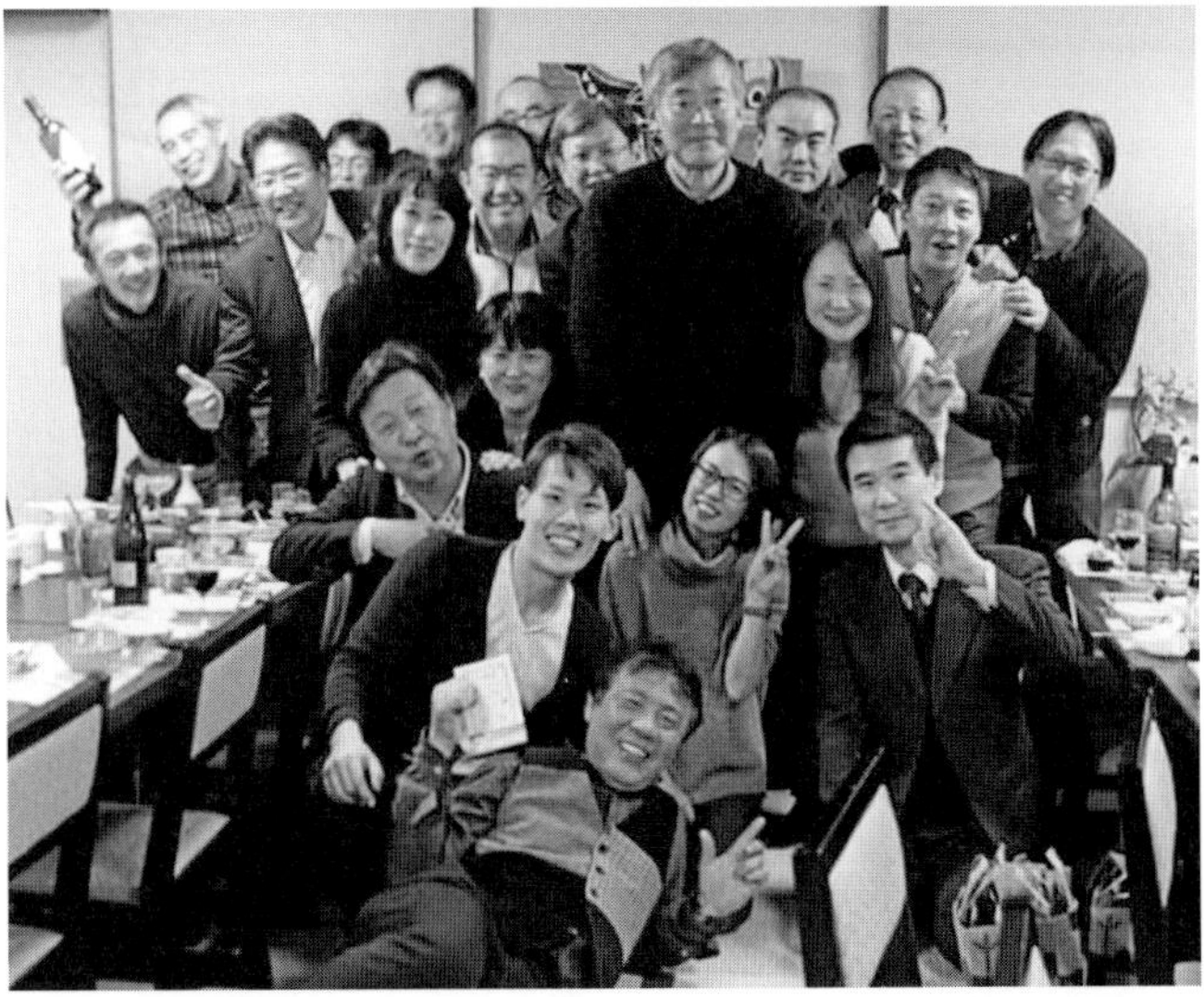

佐竹ゼミの仲間は人生の幅を広げてくれました。佐竹先生の後ろから顔を出して笑っているのが、表紙の桜の絵を描いた須和画伯、バス会社の社長さんです。

終章

師をもつ人生のうれしさ

「師との出会い」については前項で述べましたが、その師匠の支えと激励があったからこそ、がんに向き合う勇気と何かを残そうとする気持ちが生まれたように思います。師匠と共に生きるという意識が私の仕事と治療の両立をいかに支えてきたか、そして、現在、在宅療養に移行し、両立支援から在宅看護を受ける立場になってますますその思いが強くなっています。

そんな今の実感を書きたいと思います。

師匠の背中を追いかけて

抗がん剤治療を終えて、積極的治療を行わないベストサポーティブケアの段階に入り、主治医はがん専門病院での治療担当の医師から在宅医へと変わりました。病院での積極的治療を行わず、在宅で緩和ケアを受ける段階に移行したのです。私は最後まで住み慣れた家で自分らしく生きたいと思い、在宅療養を選びました。

在宅に移行してからの訪問ケアについては前述したとおりですが、私が最もうれしかったのは、自宅のベッドサイドに師匠を迎えられたことです。看護大学院で出会った方です。私はうれしくてうれしくてあれもこれも報告しているうちに、あっという間に時間がたってしまいました。お見舞いに来てくださったのに、私の話を聞きすぎて疲れたのではと心配になったほどでした。師匠の温顔に幾筋かの涙を見たときには私も涙声になって、それでも必死に、いま伝えなくては、いま語っておかなくてはと話し続けたのです。

大学院時代の真っ直ぐな指導や、修了後の現場での苦労をそのたびに聞いてくださった有難さ、こんな遠くまではるばるお見舞いに来てくださった慈悲、つねに道を示し次の指針を与えてくださる慈愛。とても書ききれないほどの恩を私は師匠から受け続けてきました。

私は現場で悩みを抱えたときは、何とかしたくて先輩や書籍やメディア等に答えを探し求めてもがいていましたが、どんなに努力しても解決が得られませんでした。それが師匠と出会って、私は自分の看護を根本的に見直し、看護の可能性を大きく捉えることができたのです。いま振り返ってみると「師匠」をもたない生き方は、なんと寂しく虚しかったかと思います。

生きていれば、あるいは仕事をしていれば困難と壁と自己嫌悪の連続です。そんな自分が一筋の光明を見出し、そしてその方向に安心して歩いて行けるようになったのは師匠が道を照らしてくれているからでした。その実感が私にはつねにあります。

経営大学院の師匠は鬼籍に入られる直前まで、先にがんになっていた私を励まし続け、がんになっても働き続ける模範を示して旅立たれました。つねに組織は人であることを示し、どんな難題にも悠々と楽しげに向かい、そしてひと仕事終えた後の打ち上げで、実に人間的な振る舞いで、居並ぶひとりひとりを暖かく包み込んでくださる、そんな師匠でした。

仕事が苦しくて何度も師匠の前で泣いたこともありました。師匠に話した後は、友人や家族に話した後よりもはるかに前向きになっていたのを、いつも不思議に思っていました。

あるときにふと、それがなぜなのかわかりました。師匠は分野こそ違え、同じく「人間の生きづらさ」をなんとかしようと拳で岩を打ち続けている人だと気づいたのです。そして、こう思ったのです。私はひとりじゃない。つねに同じ方向を見つめて、数歩先を進んでいる師匠の背中が見えている限り、孤独でもなければ無駄なことをしているわけでもない。師匠がいれば、そう信じることができる。師匠と同じ方向へと歩み続けていくことはなんて幸せなことなんだろう。

師匠とは同じ未来を見つめ歩む人

経営大学院の師匠は先に逝かれましたが、いまでもそばにいて私と同じ未来を見てくれている、そう感じます。師匠とは答えを与えてくれる人ではありません。自分が信じた道を同じ方向を見つめて歩いてくれる人、それが私の思う師匠です。看護大学院でも経営大学院でも師匠とよべる人に出会えたことは最高の幸せでした。

そう気づいてから、親しく師事した師匠だけではなく、数度しか会わなかったにもかかわらず大きな人生の転機をもたらしてくれた人や書物の中だけでしかその存在を知らない歴史上の哲人なども、自分がその人と同じ方向を見つめて進んでいる限り、師匠とよんで差し支えないのだと理解できたのです。

それ以来、私はたくさんの師匠たちに支えられ、導かれ、手を取られ、背中を押され、そして微笑みかけられているという、なんともいえない暖かな気持ちが沸き上がってきました。師匠に支えられているという実感が、在宅でこの原稿を書くことをとおして、看護の未来を見つめようとしている私の最大の力になっているのです。

キリンの目
コメントに代えて

相反する二つの性質が同時に存在することによる矛盾が生み出すもの

勝原裕美子
（オフィス KATSUHARA　代表
ヘルスケアワーカーキャリア学会会長）

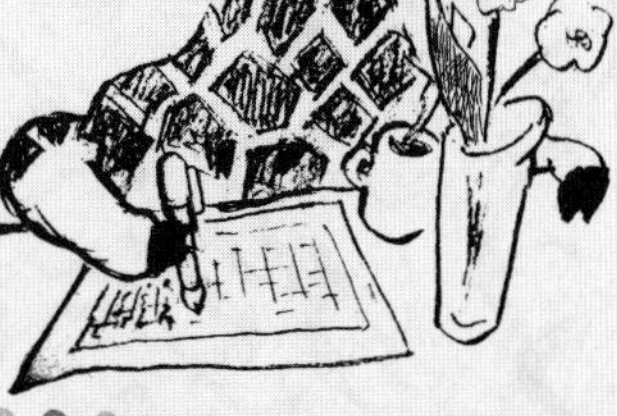

本書は、佐野敬子という一人の人物の闘病体験記です。しかし、お読みになった方はすでにお気づきでしょうが、ただ思いを綴っただけの手記ではなく、ところどころにこれからの医療の在り方や政策への提言が盛り込まれています。がんになって身をもって知ったことを、自分だけのものとするのではなく、未来に残さずにはいられないという闘志を感じる提言です。

ただ、それでも飽き足らない佐野さんは、私に本書のコメントを書いてほしいと病床から依頼されました。私とランチを食べに行く約束をしていたその日に、状態が悪くなって緊急入院。慌てて見舞ったときに、「キリン（勝原）さんの目で書いてほしい」と言われたのです。

気軽に「了解」と言ったものの、年が明けて送られてきた原稿を一気に読み、正直戸惑いました。簡単にコメントできる内容ではなかったからです。キリンの目とは何を意味するのか、あらためて彼女に聞いたら、「この本は、個人的な体験記ではだめなんです。キリンさんに私の体験に意味づけをしてもらい、それがヘルスケアワーカーのキャリアに重要な視点をもたらすということを読者に理解してもらいたい。だから、キリンさんのコメントが必要なんです」ということでした。そう言われて、あらためて承諾したのです。

前置きが長くなりました。自分の思いも考え方も十分読者に伝える筆力を持つ佐野さんの文章にコメントすることは、蛇足のような気がして、未だ躊躇はあります。しかし、具体の体験はその人に固有のものですが、まだ見ぬ他者とのなにかしらの共通項や普遍性を探り、そこに自分の生きた足跡を残そうとする佐野さんの期待に、応えてみたくもなりました。

私は、常々佐野さんのことを、強さと弱さ、頑固さとしなやかさとを、それぞれ極端に持ち合わせるユニークな人で、そこが彼女の魅力だと思っています。本書にもそういうところが随所に出てきます。そこで、私のコメントでは、〝相反する二つの性質が同時に存在することによる矛盾が生み出すもの〟という視点から、次の三つについて触れてみたいと思います。

1．支援する側と支援される側

本書では、二種類の支援が交差します。看護師として支援する側だった自分が、患者となって他者から支援されること。そして、夫の病気や母親の認知症をケアする自分と、その人たちにケアされる自分です。

ヘルスケアワーカーは、基本的に患者や利用者の心身の健康に関心を寄せ、自分自身を道具として、その人たちの顕在的・潜在的ニーズに近づこうとします。その技の機微を知り尽くしている者が患者になったとき、自分をケアする者の関心の寄せ方や近づき方が自分とは違うことに戸惑います。同時に、これまで「正しい」と信じていた自分の在り方を問い直すことになります。

また、ケアのプロフェッショナルであるにもかかわらず、大切な家族をケアするための時間や体力が十分にないことに、忸怩たる思いになるのは容易に想像がつきます。それでも、その思いを鎮めてくれるのは、むしろ大切な相手からの愛情でありケアでした。この世の誰もが、ケアする側でもありケアされる側でもある。そのスイッチは、柔軟に作動します。ただただ相手を思う愛情のエネルギーが行き交う時空では、両者は自然に入れ替わったり同居したりするものなのだということに、気づかされます。

2. 学者の目と対象者の目

学者は学び続け、その学びから生まれた知を発信する人です。対象者とは、学者に学びをもたらす観察相手だとここでは定義しましょう。佐野さんは、これまでの学びの結果が、自らを対象にしたときにどのくらい適用できるのかと観察し、新しい仮説を立てる人です。つまり、学者でありながら対象者としても自分を立たせます。

たとえば、がんという病を通して治療について学びます。次に、自らの肉体を対象化させて、起きたことを正確に綴ります。これをしたらこういう結果になるという科学的な因果を自ら確認し、残すのです。

別の例を挙げると、医師や看護師と患者との関係性、あるいは医療チームや在宅チームの在り方などがどうあるべきか、看護師としての経験から頭でわかっています。しかし、対象者側になってみると、「そうじゃない」と叫び、既存の枠組みの中では、実際の患者は窮屈なんだと訴えます。

看護師は、基礎教育の段階から、患者に寄り添うことの大切さを叩き込まれ、共感性を育まれます。病気を経験しなければケアができないというのは無理な話なので、極力寄り添って、相手の気持ちになって考えましょうということです。しかしながら、そもそも患者本人ですら、自分の気持ちを理路整然と語れるわけではないし、病状と共に、それも変わっていくことでしょう。看護師として経験を積めば、そういうことすら了解しているかのようにふるまうようになります。でも、対象者からすれば、そう了解されるとしんどいこともあるのです。

ヘルスケアワーカーは、どんなにベテランであっても、人に向き合う仕事に普遍的な正解がないことへの自覚を失いそうになります。仕事に慣れてきたり、多忙だったりすることなどが要因でしょう。そんなときに、自分が唯一無二の存在に向き合わせていただいているという謙虚さを取り戻せるのは、佐野さんのような人に出会うときではないかと思います。

彼女のように、同業者として仕事の内容も働く環境も理解して場を分析できる学者の目と、それを対象者から見返す目をもって語られると、知ったつもりになっている隙を意識することになるからです。

時折、ただただ黙って話を聞いてくれる存在がありがたいと言う佐野さん。そこでは、学者の目も対象者の目も閉じ、穏やかで平和な空気の中で「私」でいられることを享受しているようです。

3. 働く時間と療養する時間

文中に、「無理しないでね」という周囲の言葉が無慈悲に響いたというくだりがあります。まだ、がんという診断がつく前でしたが、佐野さんの働きぶりをみていて、「少しは休んだら？」と、私も何度彼女に声をかけたかわかりません。でも、彼女は「休めない」の一点張りでした。決して楽しそうとは思えない表情だったのに、なぜ休まないのかと思いましたが、本人の選択だからと、当時は思っていました。

世の中には、自分が病気になって初めて、働きすぎていたことに気づき、家族を大切にするとか、趣味の時間を増やすといった人もいます。特に、ヘルスケアワーカーの多くはライセンスを有しているため、一時的に働かなくても、時期がくれば復帰できると考えられがちです。だから、（今は）無理しないでという言葉が当たり前に出る。私もそうでした。

組織の側からすると、佐野さんが就いていた看護部長ポストは一つしかない重要職位なので、長期不在は考えにくいのが本音だろうと思います。でも、佐野さんは働きたかった。病気を理由に仕事を辞めたくはなかったし、負担軽減などはかってほしくなかった。それは権利だと佐野さんは言います。属性や状況がどうであれ、働きたい人が働くことのできる世の中であるべきだと強く主張します。それは、働くことをセーブして、あるいは止めて、他のことにシフトすることを非難するものではありません。どちらのほうが自分らしい生き方なのかは、その人の選択だということです。それを対話で実現できる世の中であることが大切だということです。

佐野さんは社会に生きる一人として、その時々でできることの限界まで仕事を続けたかった。そういう人にとっては、周囲からみると無謀だと思えたとしても、無理してでも働くことが生きる力になり、社会的存在としてのアイデンティティを失わずにすむことになるということを教えてくれます。

とはいえ、休養し、治療や療養に専念する期間も何度かありました。そして、がんになってから始めた登山を通して世界を見つめ直すSNSの投稿は、仕事一辺倒の佐野さんしか知らない私にとって、まぶしく、嬉しいものでした。

ここまで書いて、あらためて思います。もし違っていたらごめんなさい。

私は、佐野さんにとって、働くということはとても大事なことで、そのこだわりは、いわゆる良い仕事をして対価を得て社会に貢献することのために大切なのだと思っていました。でも、何度も原稿を読み返し、貴女との交わりをいろいろ思い返して、今はこんなふうに思います。働いている時間であっても、療養している時間であっても、佐野さんはこの世に生まれて、ここに生きているということを、ただ真っすぐに実感していたかったんじゃないかと。自分が生きているということの現れ方が、仕事を通してだったり、闘病だったり、登山だったり、そして執筆だったんじゃないかと。

そう考えると、もしかしたら、人が生きるというのはシンプルなのかもしれない。ただ時々、生きづらさがないと、生きていることが実感できない。だから、私たちは生きづらさを含めて生きている。貴女の生き方から、教えられたことです。ありがとう。

最後に、佐野さんは、私のことをお姉さんのような存在だと言いますが、私は妹のように感じたことはありません。佐野さんは、佐野さんであって、かけがえのない友人です。
出会いからこれまでのことを思い出しつつ、思いのほか、たくさん書いてしまいました。さて、キリンの目になれたでしょうか。欲張りの貴女からは、まだまだ足らないと言われそうなので、その前にそろそろ筆を置くことにします。

二〇二四年二月二〇日

追記
最期は、とても穏やかだったと潤一郎さんからうかがいました。世の中の不条理に声を上げ、大切なことには慈しみを注ぎ続けて生きることを全うした敬子さん。私は貴女に、疲れたら休んだらいいよと言い続けていたけど、ようやく休憩に入ったのかなあ。いや、またどこかで何かと闘っているようにも思います。たくさんの勇気と愛をありがとう。心よりご冥福をお祈り致します。

二〇二四年三月一二日

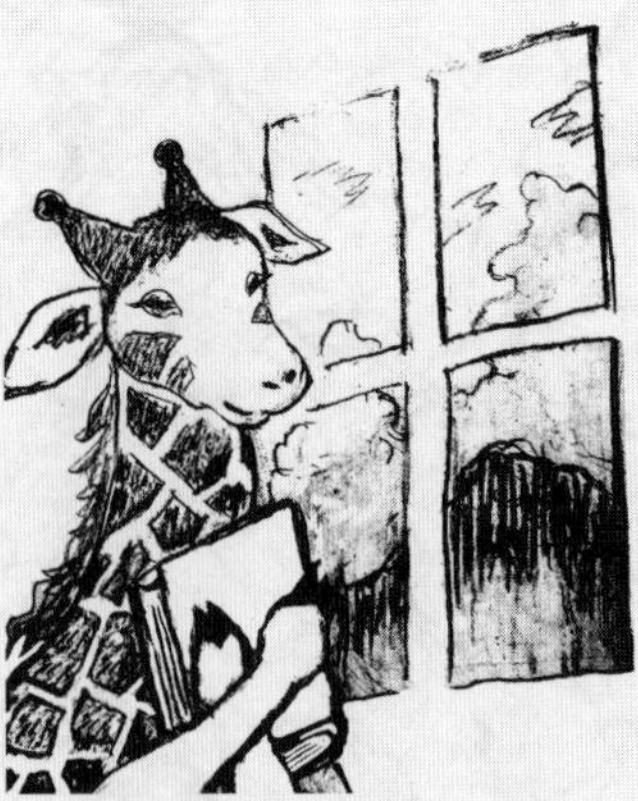

おわりに

ここまで私の生き方を綴ってきて、我ながら忙しくつらい選択肢をよくぞここまで選んだものだと半ば呆れ、半ば褒めたい思いにかられました。そして、なぜ私がこれほどまでに頑張らなくてはならなかったかと、少しの後悔も感じています。本当に、なぜこんなに頑張ってしまったんでしょう。

答えを求めて病床で来し方行く末を思い巡らしているうちに、ふと私の願い、いえ誓いが何であったのかに思い至りました。それは、「看護のこころ」を看護師だけではなくすべての「人間に寄り添う」人にもってもらいたいという願いです。さらに言えば、「看護のこころ」をもった人は、すべからく「人間に寄り添う」人になるはずだと思うのです。

そうなればどんな幸せな社会が出現するだろう。だからすべての人に「看護のこころ」をもってもらうのが、私の仕事だという願いでもあり誓いでもあります。

少女時代に看護師に憧れた自分のこころのうちが、今になってわかるようになってきました。私はみんなに幸せになってほしかったのです。だから看護師になってからもどんなに無理をしても、その先にみんなの幸せがあるのだと信じて看護の仕事をしてきたのです。それが自分自身の幸せに結びついていると直感していたのです。その直感を信じてここまで歩んできたのでした。改めて本当によかったと思っています。

看護というのは、目の前にいる人の「幸せになりたい」という自然な気持ちと、そして「生きたい」という切なる願いに寄り添う尊い行為であり、その尊さのわずかひとかけらに自分の手を添えて参加させてもらえる、そのこと自体が喜びであり幸せだと、看護師を目指したころの私はきっとそう思っていたのです。

だからこそ、人間をないがしろにしたり幸せを阻んだりするあらゆるものが許せないという気持ちで仕事をしてきて、それがこれほどまでの激闘になったのだと思います。その気持ちの一端をこんなかたちで本にしていただきました。

本書のもとになった連載をご提案くださった日総研出版の大友浩平さん、ご縁をつないでくださった同じく日総研の池辺正人さん、このお二人なくしては思いを原稿にすることはできませんでした。そして、第四一回フローレンス・ナイチンゲール記章受章者の川嶋みどり先生に出版のお声がけをいただいたのは身に余る光栄でした。キリンの目で勝原裕美子先生からもコメントをいただきました。看護の科学新社の濱崎浩一さんからは編集作業の河田由紀子さんをご紹介いただき、夫・佐野潤一郎も交えてわたしが病床に伏しているあいだにも作業を進めてくださいました。

看護管理の視点をご指導くださった聖路加国際大学元学長の井部俊子先生と聖路加の看護管理塾の皆さんから学んだことが私を支えてきました。大学院で文と論を鍛えてくださった二人の師匠、青山ヒフミ先生、故・佐竹隆幸先生。本書はお二人のお眼鏡に叶いますかどうか。

また、表紙の桜の絵の使用を快く許可くださった佐竹一門同期の須和憲和さんをはじめ病室に何度も見舞ってくれた学友のみなさん、両立支援を支えてくださった兵庫県看護協会の成田前会長・丸山現会長、ナースセンター部の小林部長、これまで勤めた病院と組織のスタッフのみなさん、北海道や九州から見舞いに来てくれた研究仲間たち、看護部長一〇〇人プロジェクトで知り合った看護部長さんたち、本が出来上がったらお祝いしましょうと言ってくださったあかし保健所の濱田所長をはじめたくさんの地域の方々、みなさんのおかげでこの一冊の本を残すことができました。

ご協力・ご支援くださいました皆様に、心より感謝申し上げます。

私の最大の理解者でもあり最愛の戦友でもある夫が、よく言っている言葉がありま す。それは、「人間の価値は何と闘っているかで決まる」というものです。夫はその言葉のままに人を不幸にしようとする理不尽と闘い続け、そして理不尽に挑む学生たちを育ててきました。

きっと次に生まれてくるときも、夫とはお互いに理解者として、そして戦友として生まれてくるでしょう。そのときにふたたびこの仕事をしたいと思っています。

「看護のこころ」をともに生きることで、幸せを阻む理不尽をみんなでひとつずつなくしていくという、どんな手立てよりも着実で、もっとも喜びに満ちたこの仕事を。

二〇二四年二月二〇日

妻との二三年

佐野潤一郎

二〇二四年二月二五日、朝五時一〇分。私が一晩中語り掛けて、やがて朝を迎える頃、妻・佐野敬子は息を引きとりました。

呼吸が徐々にゆっくりになって、最後に大きく息をし、その直前に目を開けて私を見て、すうっと逝きました。満足そうな、暖かい笑顔で。息を引きとったあとも、ずっと機嫌よく寝ているようでした。

いまだに私には妻が日常から居なくなったことが信じられません。自宅に帰って、家事をしていても、なにか物音がすると、すぐに「お帰り、お帰り、待ってたよ」と呼びかけてしまいます。

敬子は、死という眠りの時間を経て、また、確かに私と一緒に生きるために生まれてくるのだと信じています。私たちは遥かな過去から、永遠の未来にいたるまで、何度も何度も一緒に生まれてきては、同じ方向を向いて学び、闘い、いたわりあって生きていくのだと感じられてなりません。

敬子が好きだった言葉に「同学（tong xue）」があります。中国語で「学びを共にする仲間」という意味です。私が学生に対して使っていた中国語を聞き覚えて、いつの間にか、私に対して使うようになりました。

私たちは夫婦であり、人々を苦しめるあらゆるものと闘っていこうと誓った同志であり、そのために命の果てるまで学び続けていこうと決めた「同学」です。

がんになって、夫婦の時間を大切にするために山登りを始めましたが、その山に向かう車中でも、私たちは常に、何がみんなの活力を削いでいるか、どうすればみんなが元気になるか、そんなことばかり話していました。それは看護部長としての妻の責任感であったと思います。いえ、それ以上に、それが「看護という生き方」だったと信じています。

この本で妻が語りかけているのは、がんとの闘病や緩和ケアや両立支援や在宅医療など人生の様々な局面ではありますが、それらをとおして妻が示したのは、たったひとつのことです。

それは、なにがあっても「人間らしく決然として生きる」ことでした。そのように自分も生き、また、周囲にもそのように生きられるように力を尽くしていく、それが「看護という生き方」だと示したのだと思います。

私は教育者です。それは、職業としての教師という意味ではなく、誰に対しても、その人の可能性を信じて最敬礼して接していく、それが私の考える教育者という生き方です。出会った頃に、妻にそう話したところ、妻も全く同じように、看護というのは職業ではなく生き方なんだと、ずっと考えてきたというのです。その瞬間から、私たちは一緒に生きることが自然だと思うようになりました。そして、この一三年間、「同学」として生きてきました。

いま、この世界での使命を終えて、ひとまず妻は旅立ちました。

「お疲れさま、ゆっくり休んでね。でも、じゅうぶんに休んだと思ったら、矢も盾もたまらず、またすぐに生まれてくるよね」。

私もいつか死にます。そしてまた、生まれてきます。

まだまだ、世界を変えていく私たちの旅は終わりません。そうして生まれてきたら、また一緒に学び、一緒に悩み、力強く人々に寄り添っていくことでしょう。その日を楽しみに、「行ってらっしゃい、敬子」。

二〇二四年三月八日

著者紹介

佐野 敬子（看護師／認定看護管理者）

1991年兵庫医科大学看護専門学校卒業。甲南女子大学看護学研究科，関西学院大学経営戦略研究科修了。

中規模病院の看護部長として約15年間，看護管理に従事。

2020年がん告知。がんサバイバーとしてボランティア活動を継続。

所属学会は，日本看護管理学会，日本看護倫理学会，日本クリニカルパス学会，英米文化学会，日本笑い学会，ISHS（International Society for Humor Studies）。

2024年2月25日　永眠　享年60歳。


本書は「地域連携　入退院と在宅支援」（日総研出版）連載「看護部長が患者になって見えたこと」第1回～第14回をもとに加筆・修正したものです。

がんになった看護部長《かんごぶちょう》
病《やまい》と向《む》き合《あ》いながら生《い》きる

2024年4月30日　初版第1刷 ©
著　者：佐野敬子

発行者：濱崎浩一
発行所：株式会社看護の科学新社
https://kangonokagaku.co.jp
〒161-0034　東京都新宿区上落合2-17-4
TEL03-6908-9005

編　集：河田由紀子
カバー・表紙デザイン：本間公俊
印刷・製本：株式会社アイワード

ISBN978-4-910759-25-8　C3047